Gilles Michaux und Martine Hoffmann

# Kein Stress mit der Entspannung

Praxisbezogene Vermittlung psychologischer Erholungstechniken

Psychiatrie Verlag

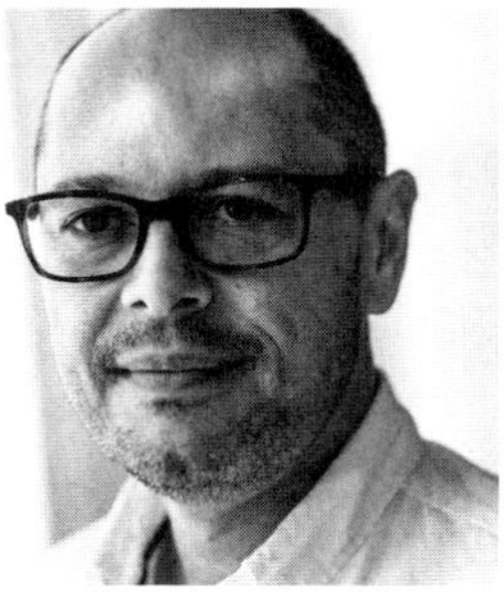

**Dr. rer. nat. Dipl.-Psych. Gilles Michaux** arbeitet als Psychotherapeut im gesundheitspsychologischen Dienst des Kompetenzzentrums für Präventivmedizin (GesondheetsZentrum) der Fondation Hôpitaux Robert Schuman in Luxemburg. Er ist klinischer Hypnotherapeut und Biofeedback-Supervisor sowie Kursleiter für Entspannungsverfahren (AT u. PR) und Lehrbeauftragter in den Fächern Entspannungsmethoden und klinische Psychophysiologie an der Universität Luxemburg.

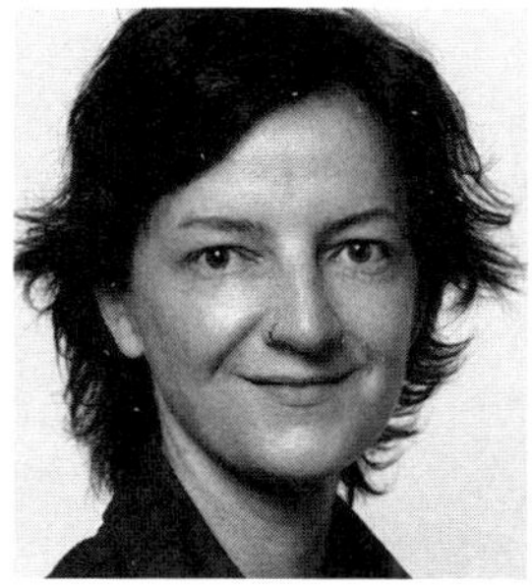

**Dr. rer. nat. Dipl.-Psych. Martine Hoffmann** ist Psychotherapeutin und leitet die Abteilung für angewandte Forschung im GERO-Kompetenzzentrum in Luxemburg. Ausgebildet in Systemischer Therapie, Hypnotherapie nach Milton Erickson und Neurofeedback-Therapie fokussiert ihr Forschungsinteresse auf (technikgestützter) Präventions- und Interventionsforschung mit den Schwerpunkten: Emotionsregulation, Stressbewältigung und Bewältigung kritischer Lebensereignisse.

Gilles Michaux und Martine Hoffmann

# Kein Stress mit der Entspannung

## Praxisbezogene Vermittlung psychologischer Erholungstechniken

Psychiatrie Verlag

Gilles Michaux und Martine Hoffmann
Kein Stress mit der Entspannung
Praxisbezogene Vermittlung psychologischer Erholungstechniken

1. Auflage 2023
ISBN Print: 978-3-96605-097-5
ISBN eBook (PDF): 978-3-96605-107-1

Die Deutsche Nationalbibliothek verzeichnet diese Publikation
in der Deutschen Nationalbibliografie; detaillierte bibliografische Daten
sind im Internet über http://dnb.d-nb.de abrufbar.

**Hinweis**
Bei den in diesem Buch vorgestellten therapeutischen Verfahren und praktischen Übungen haben die Autoren den aktuellen Stand in Forschung und Praxis berücksichtigt. Autoren und Verlag können aber keine Garantie für die Vollständigkeit und Wirksamkeit der Inhalte geben.


Lektorat: Thomas Rosky, München
Umschlagkonzeption und -gestaltung: Michael Schmitz, Arnbruck,
www.grafikschmitz.de unter Verwendung eines Fotos von Gera8th / photocase.de
Typografiekonzeption: Iga Bielejec, Nierstein
Satz: Psychiatrie Verlag
Druck und Bindung: Plump Druck & Medien GmbH

Die Praxisübungen im Buch können heruntergeladen werden unter: https://psychiatrie-verlag.de/product/kein-stress-mit-der-entspannung/

# Vorwort

Entspannungsverfahren werden als übende Verfahren bezeichnet, was darauf hinweist, dass wirkvolle Effekte nur durch adäquates Eintrainieren erzielbar sind. Genau wie das Wort »Entspannung« ganz locker klingt hat auch das Adjektiv »übend« einen Beiklang, bei dem ein legeres Gefühl oder eine Idee von Lässigkeit mitschwingt. Wenngleich Gelassenheit ein erklärter Zweck von Entspannungsmethoden ist, so sind das Erlernen und die Vermittlung dieser Techniken nicht immer so leicht, wie es vielleicht anmuten könnte. Entspannungsverfahren sind gerade in der Prävention, Rehabilitation und Prophylaxe stressbedingter Gesundheitsprobleme und psychosomatischer Störungen eine der wichtigsten Interventionsformen. Sie spielen allgemein in der Therapie von psychischen Störungen eine übergeordnete Rolle, meist als Basistherapeutikum. In manchen Fällen werden Entspannungsverfahren sogar als alleinige Behandlung eingesetzt. Hier wäre beispielsweise an die auf der Progressiven Relaxation (PR) basierende Angewandte Relaxation (AR) und die Oberstufe des Autogenen Trainings (AT), nämlich die autogene Modifikation, zu denken.

Alles, was wirkt, kann auch zu unerwünschten Nebenwirkungen führen. Das ist ebenfalls bei Entspannungsverfahren so, selbstverständlich vor allem dann, wenn diese im klinischen Kontext eingesetzt werden. Leider ist es aber immer noch gängige Praxis in klinischen Einrichtungen, dass oftmals Studierende im Praktikum oder Auszubildende ein paar vergilbte Blätter mit Übungsanleitungen in die Hand gedrückt bekommen und mit der Leitung der Entspannungsgruppen beauftragt werden. Mit diesem Buch wollen wir Anfängern, aber auch erfahrenen Kollegen und Kolleginnen das notwendige Rüstzeug an die Hand geben, um Entspannungstechniken bei verschiedenen Störungsbildern optimal einzusetzen.

Im vorliegenden Buch versuchen wir vor allem, auf die verschiedenen Lernschwierigkeiten und Vermittlungsfehler bei klinisch angewandten Entspannungsverfahren einzugehen. Aufgrund dessen und um den Rahmen dieses Buches nicht zu sprengen, können die einzelnen Verfahren leider nur skizziert dargestellt werden. Für das interessierte Lesepublikum, das sich tiefergehend mit den Verfahren vertraut machen will, seien an dieser Stelle weiterführende Literatur und Übungsmaterialien für die wichtigsten hier im Buch behandelten Methoden angegeben. Es handelt sich hierbei nicht um eine vollständige Liste, sondern um Bücher und audiovisuelle Medien, die dem Autorenteam als besonders empfehlenswert erscheinen. Für die Progressive Relaxation (PR) und das Autogene Training (AT) sei auf Derra (2017), Brenner (1999, 2002, 2004) und Hartmann-Strauss (2020) verwiesen, für kindgerechte Formen auf Ohm (2017 a). Kursbegleitende Fibeln zu AT und PR bietet Krampen (2012 a, b) an, Hörbücher zu den beiden Verfahren finden sich bei Derra (2010 a, b; 2014). Für eine noch eingehendere Beschäftigung mit den beiden Methoden und einen detaillierten Überblick zu anderen Entspannungsverfahren seien die Handbücher von Hoffmann (2017), Petermann (2020), Krampen (2013) und Derra (2021), speziell für Kinder das von Petermann (2021a) sowie das ursprünglich von Payne herausgegebene englischsprachige Standardwerk (Belchamber 2021) genannt. Speziell zum Bio- (BFB) und Neurofeedback (NFB) empfehlen wir das Praxisbuch von Haus u. a. (2020), zur Hypnose überblicksmäßig den fachlich sehr ansprechenden Ratgeber von Rauscher (2016) und zur Vertiefung die Manuale von Bongartz und Bongartz (2000) sowie von Revenstorf und Mitwirkenden (2022). Auch diese Fachbücher gehen auf die hier interessierenden Thematiken der Störungsspezifität und Nebenwirkungen ein. Der in unserem Buch verfolgte Anspruch besteht jedoch darin, diese gezielt zu bündeln und die einzelnen Verfahren in dieser Hinsicht zu kontrastieren. Wir wollen dabei vor allem auf die Besonderheit der einzelnen Methoden eingehen, sodass man je nach Problematik der Hilfesuchenden das bestgeeignete Verfahren auswählen kann. Dabei beschränken wir uns auf systematische psychologische Entspannungsmethoden, während wir physio- beziehungsweise körpertherapeutische Verfahren nicht berücksichtigen – mit Ausnahme der PR, die zwar auch körperbezogen ist, vor allem aber die mentale Entspannung anvisiert und zudem ein nicht mehr wegzudenkender Baustein verhaltenstherapeutischer Behandlungsprogramme ist. Yoga streifen wir ganz kurz im Kapitel zur Meditation.

Auch wenn es sich um ein Fachbuch handelt, haben wir uns teilweise um einen lockeren, im Vergleich zum wissenschaftlichen eher umgangssprachlichen Schreibstil bemüht, um das Lesen anregender zu gestalten, andererseits aber auch, um auf diese Weise den Lehrenden und Behandelnden praxistaugliche Erläuterungsvorschläge zu häufig auftauchenden Fragen von Trainierenden zu geben. Eine verkürzte, popularisierte Aufbereitung von Stressbiopsychologie und systematischen Entspannungstechniken finden Sie unter anderem in einem unserer Ratgeberbücher (Hoffmann & Michaux 2018). Wir wünschen eine sowohl spannende wie auch entspannte Lektüre.

*Luxemburg, im Februar 2023*
*Gilles Michaux und Martine Hoffmann*

# Entspannung hat noch keinem geschadet, oder doch? Was die alten Griechen schon wussten

Bei starken Belastungen oder bereits vorliegenden Stresserkrankungen wie Burn-out ist es gar nicht mehr so leicht, sich einfach so zu entspannen. Aus diesem Grund wurden eine Vielzahl systematischer Entspannungsmethoden entwickelt, die eine gezielte und schnelle Spannungsabfuhr erlauben. Doch um die Methoden effektiv und adäquat nutzen zu können, müssen sie erst einmal gelernt werden. Dabei kann es zu Lernschwierigkeiten, Vermittlungsfehlern und unerwünschten Nebenwirkungen, z. B. entspannungsinduzierter Angst, kommen. Derartige Komplikationen treten vor allem dann auf, wenn die Entspannungsmethode nicht korrekt an das Störungsbild angepasst wird. Dies alles zu vermeiden und aufzuzeigen, wie man Entspannung optimal lernen kann, ist Ziel dieses Buches. Es richtet sich somit hauptsächlich an angehende Ausbildende, die sich mit der einen oder anderen Entspannungstechnik eventuell noch etwas schwertun und lernen wollen, wie man sie bei einer bestimmten Störung richtig einsetzen kann.

## Im Bett des Prokrustes

In der griechischen Mythologie findet sich die Sage von Prokrustes, einem Unhold, der die Personen, denen er begegnete, in das Bett »zwang«, das er besaß. Wenn sie zu groß waren, stutzte er sie mit einer Axt auf die passende Größe zurecht, wenn sie zu klein waren, zog er sie auf einem Streckbalken in die Länge (Fry 2018). Auch heute noch bezeichnet man es im übertragenen Sinne als Prokrustesbett, wenn man eine Person in ein Schema zwängt, oder – auf den medizinischen Alltag übertragen – wenn man ein und dieselbe Behandlungsform auf die gesamte Klientel anwendet, ohne die besondere Charakteristik und Problematik der einzelnen Person zu berücksichtigen. Genauso wie ein Anzug von der Stange zwar der Allgemeinheit mehr oder weniger passt, sitzt er nicht so perfekt wie ein Maßanzug. In diesem Buch wollen wir deshalb für maßgeschneiderte Entspannungstherapien und -trainings werben, die sich an den aktuellen Charakteristiken und Situationen der Hilfe- und Ratsuchenden orientieren, und dabei die passenden Verfahren und Techniken auswählen und sie gegebenenfalls so adaptieren, dass sie möglichst genau passen (Schwartz u. a. 2016).

## Die Ferse des Achilles

Nach dem sogenannten Diathese-Stress-Modell sind Stresserkrankungen zurückzuführen auf ein Zusammenwirken von körperlicher, sprich genetischer und physiologischer, sowie psychischer, lebensgeschichtlicher Disposition und Umwelteinflüssen. Die somit entstehenden individuell verschiedenen biopsychologischen Vulnerabilitäten im Verbund mit biologischer Resistenz und psychologischer Resilienz sind als individualspezifische Achillesferse zu sehen, die eine individualzentrierte Diagnostik und Therapie indizieren.[1]

## Zwischen Skylla und Charybdis

»Glaubt nicht, was in den Büchern steht! Und schon gar nicht alles, was wir euch erzählen!«, sagen wir manchmal unseren Studierenden und Praktikanten. Gemeint ist damit, dass man das Gesagte und Geschriebene nicht unreflektiert übernehmen und sich stets kritisch damit auseinandersetzen sollte. Genau das ist das Anliegen dieses Buches, dass man Methoden und Techniken nicht einfach als gegeben annimmt und über die Übenden sowie Rat- und Hilfesuchenden stülpt, sondern dass man sie immer wieder an die individuellen Charakteristiken der Person anpasst. In diesem Sinne sollen die hier gegebenen Vorschläge nur als Anregungen verstanden und nicht auf dogmatische Weise umgesetzt werden, sondern immer wieder auf ihre Praxistauglichkeit und Passung hinterfragt werden. Die Standardversionen sollten nicht wie das goldene Kalb angebetet oder als der Weisheit letzter Schluss betrachtet werden, sondern sind unter Berücksichtigung neuer wissenschaftlicher Erkenntnisse an die Bedürfnisse der Klientel anzupassen. Diese Modifikationen sollten jedoch stets begründet sein, sei es durch empirische Forschungen, theoretische Erwägungen oder die eigene therapeutische Intuition. Auch wenn nicht engstirnig nach Schema F verfahren werden sollte, verbietet sich eine eklektische

1 Der antike Held Achilles wurde als Kind von seiner Mutter Thetis in den Fluss Styx, der die Welt der Lebenden von den Toten trennt, getaucht, um ihn unverwundbar zu machen. Die Ferse, an der sie ihn hielt, wurde zu seiner Schwachstelle und ihm letztendlich zum Verhängnis. Denn genau dort wurde er im Kampf von einem Pfeil getroffen.

Willkür, bei der man Techniken und Methoden einfach nach Lust und Laune kombiniert oder abwandelt. Liegt kein zwingender oder plausibler Grund für eine Verfahrensänderung vor, sollte das Verfahren auf konventionelle Weise praktiziert werden. Anarchisches und doktrinäres Vorgehen sind beides Übel, genau wie die beiden gegenüberliegenden Felsen der Meerenge, auf denen die in der Überschrift genannten Seeungeheuer aus der griechischen Mythologie ihr Unwesen getrieben haben sollen.

# Keine Panik! Zum Umgang mit entspannungsinduzierter Angst und anderen Paradoxien

Was wirkt, kann auch Nebenwirkungen haben, heißt es, und nicht anders verhält es sich mit systematischen Entspannungsverfahren. Dabei kann es je nach Anwendung zu Symptomverstärkungen, paradoxen Reaktionen und Abreaktionen bis hin zu entspannungs- bzw. relaxationsinduzierten Angstanfällen (RIA) kommen (Lehrer u. a. 1988). Wie lassen sich diese erklären und vermeiden? Für ein vertieftes Verständnis ist es notwendig, zunächst die psychophysiologischen Grundlagen von Entspannungseffekten sowie Stress- und Affektreaktionen etwas genauer unter die Lupe zu nehmen (Birbaumer u. a. 2018).

## Was dich nicht umbringt, macht dich nur noch »sympathischer«

Entspannungstechniken üben ihre Wirkung über das körperliche Stresssystem aus, indem sie dessen aktivierenden Part hemmen und seinen beruhigenden Anteil fördern. Hierbei spielen sowohl hormonelle als auch neuronale Aspekte eine Rolle. Für hormonelle Aspekte ist vor allem die Hirnanhangsdrüse, sprich Hypophyse, und die Nebenniere, verantwortlich, für neuronale Aspekte das sogenannte vegetative Nervensystem. Stress stellt allgemein gesagt eine Belastung dar, die Körper und/oder Geist vor eine Anforderung stellt, die diese aus ihrem Gleichgewicht, der Homöostase, bringt. Dabei ist es die Aufgabe von Hypophyse und vegetativem Nervensystem, dafür zu sorgen, diese Homöostase zu wahren oder sie an den Bedarf anzupassen, sodass der Körper der Anforderungsleistung gerecht werden kann.

Physischer Stress ist beispielsweise gegeben, wenn wir uns sportlich betätigen. Dann braucht der Muskel eine intensivere Energieversorgung als bei Ruhe und muss besser durchblutet werden. Gleiches gilt auch für mentale Anforderungen, etwa wenn wir gedanklich ein komplexes Problem, z. B. eine schwierige Rechenaufgabe während einer Prüfung oder einen Konflikt während eines Arbeitstreffens, lösen müssen. Auch hier ist das Gehirn gefordert und der »Denkmuskel« benötigt mehr

Zucker und Sauerstoff. Das vegetative Nervensystem reguliert dabei alle wichtigen vitalen Funktionen wie Herzkreislauf, Atmung und Verdauung. Es erledigt dies zudem gänzlich frei von einer bewussten Kontrolle, sodass wir uns über diese Prozesse keine Gedanken zu machen brauchen. Daher bezeichnet man das vegetative Nervensystem auch als »autonomes« Nervensystem.

Das Vegetativum besteht dabei aus zwei Ästen, dem ortho- und dem parasympathischen Ast. »Sympathisch« leitet sich aus dem Altgriechischen ab und drückt aus, dass es dieses Nervensystem ist, das unter Stress zusammen »mit« uns »leidet« oder »krankt«. Die Präfixe »ortho« und »para« sind ebenfalls dem Griechischen entlehnt und bedeuten so viel wie »recht« bzw. »gegen«. So versucht der Orthosympathikus, den Körper bei Belastungen »ins rechte Lot zu bringen«, während der Parasympathikus den Anpassungsleistungen des Orthosympathikus »entgegenwirkt« und diese somit wieder ausgleicht. Der Orthosympathikus dient demnach der Anpassung an den Stress durch Aktivierung des Organismus, der Parasympathikus der Kompensation etwaiger damit verbundener Überaktivierung (siehe Tabelle 2, S. 17). Übrigens wird der Orthosympathikus häufig auch vereinfacht als Sympathikus bezeichnet.

Der Orthosympathikus adaptiert den Körper an den Stress, der Parasympathikus kompensiert dies.

Die psychophysiologischen Stressreaktionen, die unser Körper zeigt, entsprechen evolutionsbiologischen und neurohormonellen Verhaltensmustern, die dem Individuum einen Überlebensvorteil in Gefahrensituationen bieten (siehe Tabelle 1, S. 16).[2] Diese natürlichen angeborenen Reaktionsmuster werden als Kampf-, Flucht- und Erstarrungsverhalten bezeichnet. Kampf- und Fluchtverhalten wird bei Beutetieren ausgelöst, um dem Angreifer zu entkommen oder sich gegen ihn zu wehren. Erstarrung zielt darauf ab, durch Totstellen die Aufmerksamkeit des Raubtiers abzulenken.

Für Kampf und Flucht sind eine angespannte Muskulatur, gute Durchblutung und Sauerstoffzufuhr vonnöten, weswegen sympathisch das Kreislaufsystem und die Atmung angeregt werden. Auch wenn der urbane Mensch diesen Gefahren im Großstadtdschungel weit weniger ausgesetzt ist als in der freien Natur, sind dies unwillkürliche Reaktionsschemata, die auch bei psychosozialem Stress ausgelöst

2 Die Tabellen und Abbildungen in diesem Buch bieten eine vereinfachte Darstellung unseres Wissens zum Thema Stress, die als praktische Orientierungshilfe durch das Dickicht der Stressbefundlage dienen soll.

werden. Auf diese Weise führen selbst bevorstehende Deadlines, Mobbing am Arbeitsplatz und Gedränge in der Straßenbahn zu den gleichen Stressreaktionen wie in freier Wildbahn, wenn man davonlaufen oder sich wehren müsste. In der stammesgeschichtlich gesehen kurzen Zeit des gesellschaftlichen Wandels hin zur Urbanisierung hat sich unser biologisches Rüstzeug noch nicht entsprechend adaptiert. Deshalb können psychische und soziale Stressereignisse, wie beispielsweise eine Prüfungssituation, ein Vorstellungsgespräch oder ein Stau auf der Autobahn – ohne an sich lebensbedrohlich zu sein –, wirken, als ginge es um Leben und Tod.

**TABELLE 1** An der Stressreaktion beteiligte Botenstoffe und Nervensysteme

| **Stressreaktion** | **Stressbotenstoffe** | **Stresssystem** |
|---|---|---|
| Kampf | Testosteron | sympathisch |
| Flucht | Noradrenalin, Adrenalin | sympathisch |
| Erstarrung | Serotonin | parasympathisch |

Eine typische Stressantwort ist die Beschleunigung der Herzschlagfrequenz, die durch die sympathischen Nervenfasern herbeigeführt wird. Konträr dazu bewirkt die parasympathische Stimulation des Herzens eine Senkung der Herzfrequenz, wenn die Stresssituation wieder vorbei ist. Auf diese Weise halten sich Erregung und Beruhigung des Herzens in der Regel die Waage im Sinne einer ausgewogenen und an den Bedarf angepassten Herzleistung. Der Sympathikus sorgt dabei für die benötigte Energie- und Sauerstoffzufuhr durch eine gesteigerte Durchblutungsrate, während der Parasympathikus zur Energiekonservierung und anschließenden Regenerierung durch Drosselung der Herzaktivität führt. Derselben Funktion beim Haushalten mit Stress dienen auch die anderen vegetativ regulierten Organsysteme (siehe Tabelle 2, S. 17).

Erstaunlich mag auf den ersten Blick erscheinen, dass die Verdauungsfunktion, z. B. die Magensäureproduktion, unter Aktivierungsbedingungen heruntergefahren wird, obwohl es doch darum geht, dem Körper einen Nachschub an Energie und Kraft zur Verfügung zu stellen. Diese scheinbar kontraintuitive Regulation hat damit zu tun, dass der Körper bei Stress auf die bereits aus der Nahrung gewonnenen und im Blut oder in Depots gespeicherten Energielieferanten zurückgreift, bevor er neu zu gewinnende Energie aus der Nahrung hinzuzieht. Da die Verdauung selbst einiges an Energie verbraucht, konserviert der Körper damit ein Maximum an Energie in Momenten der Notversorgung. Man kann es sich metaphorisch so vorstellen, dass wir selbst bei Hunger ja auch zunächst mal schauen, was im Kühlschrank ist, bevor wir die Treppe zur Vorratskammer im Keller runterlaufen.

**TABELLE 2** Stressadaptierende und -kompensierende Wirkung des Vegetativums (modifiziert nach Derra 2021, S. 62)

| Orthosympathikus | Parasympathikus |
|---|---|
| Pulsbeschleunigung | Pulsverlangsamung |
| Blutgefäßverengung | Blutgefäßerweiterung* |
| Atembeschleunigung | Atemvertiefung |
| Atemwegserweiterung | Atemwegsverengung |
| reduzierte Magensäuresekretion | vermehrte Magensäuresekretion |
| reduzierter Speichel-/Tränenfluss | vermehrter Speichel-/Tränenfluss |
| Harnblasenerschlaffung | Harnblasendruck |

* Wir verwenden die Begriffe Para- und Sympathikus hier nicht im streng neurologischen Sinne, wonach nur die reinen Nervenstränge gemeint sind, sondern vereinfacht im funktionellen Sinn und beziehen damit auch die entsprechenden Steuerzentralen im Gehirn mit ein. So werden die Blutgefäße beispielsweise in aller Regel nicht von parasympathischen Fasern innerviert, es sind aber sensorische im Vagus verlaufende Fasern, die Blutdruckerhöhungen an den »Parasympathikus des Gehirns« senden, der dann wiederum indirekt die sympathischen blutdrucksteigernden Signale ans Herz hemmt.

Bei lang andauerndem oder wiederkehrendem Stress kann es aber passieren, dass dieses System in Schieflage gerät, da es zu lange oder zu oft in einen vom Sympathikus dominierten Zustand gebracht wird. Lang anhaltender hoher Puls und Blutdruck sowie beschleunigte Atmung können dann die Folge sein. Je nach Intensität des Stresserlebens sind diese Effekte stärker ausgeprägt. Hier kommt die Nebenniere ins Spiel, eine Drüse, die sich direkt an den Nieren befindet, das heißt »adrenal«. Sie sekretiert unter anderem die Stresshormone Adrenalin und Noradrenalin aus ihrem Mark ins Blutsystem sowie das in ihrer Außenschicht, dem sogenannten Cortex, gebildete Cortisol. Noradrenalin und Adrenalin unterstützen und erweitern die Wirkungen des Sympathikus im Körper und sind somit bei stark ausgeprägtem Stress vermehrt beteiligt (siehe Tabelle 1 , S. 16). Das Nebennierenmark ist sozusagen der verlängerte Arm des Sympathikus, eine neurohormonelle Schnittschnelle, die das sympathische Nervensystem mit dem Hormonsystem verbindet. Reguliert wird diese vom Hypothalamus, der über die Hypophyse Vorbotenstoffe ins Blut freisetzt und somit das Nebennierenmark zur Sekretion anregt; dieses System wird endokrinologisch als Hypothalamus-Hypophysen-Nebennieren-Achse (HHNA) bezeichnet. Cortisol ist hauptsächlich für die gesteigerte und langfristige Bereitstellung von Energie verantwortlich, die der Organismus für die hochgefahrene Arbeitsleistung von Herz, Kreislauf & Co braucht. Cortisol wird auch als Glucocorticoid bezeichnet, da es hilft, mehr Brennstoff in Form von Glukose im Körper freizusetzen. Sympathisches und parasympathisches Nervensystem werden bildhaft oft mit dem Gas- und Bremspedal beim Auto verglichen, das eine System wird zum Antrieb, das andere zum Abbremsen eingesetzt. Wollte man dieses Bild weiter bemühen, so könnte man die Nebenniere mit einem Turbolader gleichsetzen, der die Leistung steigert.

Während im vegetativen Nervensystem Ortho- und Parasympathikus sich wie beim Stop-and-go-Verkehr gegenseitig regulieren, ist es beim Cortisolsystem ein sensorgesteuertes negatives Feedbacksystem, das für geregelte Verhältnisse bzw. Blutspiegel sorgt. Indem das Cortisol an den dafür vorgesehenen Bindungsstellen, den Rezeptoren, in der Hypophyse andockt, hemmt es die Freisetzung des adrenocorticotropen Hormons (ACTH), welches die Cortisolbildung in der Nebenniere anregt. Diese Feinjustierung des Cortisols ist nicht nur wichtig, um den Körper vor übermäßigem Energieverbrauch zu bewahren, sondern dient auch der Feinabstimmung des körperlichen Abwehrsystems. Cortisol hat nämlich eine hemmende Wirkung auf unser Immunsystem und hält dieses zum Beispiel bei Infektionen in Schach. Würde dies nicht passieren, könnte die Immunantwort ausufern und nicht nur die Krankheitserreger abtöten, sondern auch körpereigenes Gewebe schädigen. Genau aus diesem Grund wird in der Medizin synthetisches Cortisol in Form von Hydrocortison zur Entzündungseindämmung und bei Autoimmunantworten eingesetzt.

Dies erklärt, warum man in Stresszeiten mithilfe des Cortisols besser durchhalten kann und Krankheitsreaktionen wie Fieber, Gliederschmerzen und dergleichen weniger auftreten. Umgekehrt wird damit aber auch die sogenannte Freizeitkrankheit verstehbar, bei der es direkt zu Beginn des wohlverdienten Erholungsurlaubs nach starkem vorangehendem Arbeitsstress durch Runterfahren der »Cortisolturboinjektion« zu unspezifischen Krankheitssymptomen wie Übelkeit, Kopf- und Gliederschmerzen und allgemeinem Unwohlsein kommt. Je ausgeprägter das Stresserleben und je mehr das sympathische System zuvor »mit Vollgas und im Turbomodus unterwegs« war, desto intensiver sind die in der Poststressphase auftretenden Ausgleichsreaktionen.

# Wenn der Vagus die Seele zu sehr baumeln lässt

Man kann sich das Zusammenwirken von sympathischem und parasympathischem Nervensystem auch wie ein Pendel vorstellen, das zwischen den Polen der Übererregung und der Ermüdung hin- und herschwingt. Je mehr es bei Erregung in Richtung des Sympathikus ausgelenkt wird, umso größer ist die Rückstellkraft des Parasympathikus, den Körper wieder in eine entspannte Ruhelage zwecks Regenerierung zu bringen. Diese Wechselwirkung wird als vagaler Rebound oder Rückpralleffekt bezeichnet. Vagal bezieht sich dabei auf den Vagusnerv, den Hauptnerv des parasympathischen Systems, der Herz, Lunge und Verdauungsorgane innerviert. Genau genommen gibt es aber noch andere parasympathische Nerven, wie den Gesichts- und den Beckennerv, die unter anderem tränende Augen, Harndrang und Reizblase bewirken können. Es ist aber die vom Vagus ausgehende Wirkung, die im Allgemeinen am gewichtigsten ist. Und diese kann im Falle eines ausgeprägten vagalen Rebounds mit spürbar unangenehmen Körperempfindungen und -reaktionen einhergehen.

Wir denken oft, dass sympathisch bedingte Stresseffekte wie Herzrasen sich schlecht anfühlen, doch genauso ungut kann sich auch das parasympathische Überkompensieren bemerkbar machen. Dies kann man sich verdeutlichen, wenn man daran denkt, dass der Vagusnerv für die Vergiftungserscheinungen beim Verzehr von Fliegenpilzen verantwortlich ist, deren Gift an die im parasympathischen Nervensystem vorkommenden sog. muskarinischen Rezeptoren[3] weitergeleitet wird. Durch eine entsprechende Intoxikation kann es zu einer supraphysiologischen Extremaktivierung des Parasympathikus und damit zur Hemmung der Herztätigkeit bis hin zu lebensbedrohlichem Kreislaufkollaps kommen. Auch bei emotional ausgelösten Ohnmachtsanfällen, medizinisch als Synkope bezeichnet, spielt der Vagusnerv eine Rolle, indem er nach der heftigen initialen Schrecksituation reflexartig die hochschießende Affektreaktion abbremst. Die enorme Absenkung der Herzschlagfrequenz führt dann über Minderdurchblutung des Gehirns und damit einhergehendem Bewusstseinsverlust zum vagal vermittelten Schwächeanfall.

Mit vegetativem Ungleichgewicht lässt sich in vielen Fällen auch das Phänomen der Panikattacke erklären, einem aus heiterem Himmel und grundlos – ohne Vorhandensein einer erkennbaren äußeren Gefahr – auftretenden Angstausbruch. Gemäß der polyvagalen Theorie, die von einer komplexen funktionalen Unterteilung

3 Der Begriff »muskarinisch« leitet sich von der lateinischen Bezeichnung des Fliegenpilzes Amanita muscaria ab, dem eine insektizide, also mückentötende, Wirkung nachsagt wird.

**ABBILDUNG 1** Neuroanatomie des vegetativen Systems und vagale Dominanz (in Anlehnung an Derra 2021, S. 63)

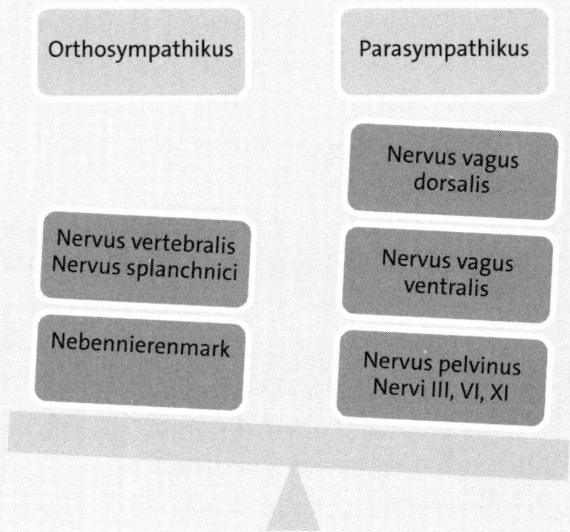


des Nervus vagus ausgeht, kämen unterschiedliche Nervenäste des Vagus hierfür infrage, dorsale für die emotional ausgelösten Ohnmachtsanfälle (Synkope), ventrale für die anfallsartige (paroxysmale) Angst. Die anfallsartige Angstreaktion charakterisiert sich durch scheinbar aus dem Nichts kommende Angstgefühle, die von starken Körperreaktionen wie Atemnot, Angstschweiß, Schwindelgefühl und Herzrasen begleitet sind. Nicht umsonst war es der griechische Hirtengott Pan, der beim Begriff der Panik Pate stand. Der Sage nach war es nämlich Pan, der die böswillige Angewohnheit hatte, nichtsahnende Menschen und Tiere gerne aus dem Hinterhalt zu erschrecken.[4] Panikattacken treten häufig bei Personen auf, die unter starkem innerpsychischem Druck leiden, brechen aber zumeist in stressfreien Momenten aus, während der Freizeit oder sonstiger zeitweiser Phasen der Unbekümmertheit.

Im Vergleich zur emotionalen Synkope, die unmittelbar durch akute und hochintensive Stressoren ausgelöst wird, erscheint die Panikattacke eher als verzögerte Konsequenz chronischen Stresses. Als Beispiel sei der in eigener Praxis erlebte

4 Der Begriff der Panik wird auch für andere Angstphänomene verwendet, wie dem der durch räumliche Beengung auftretenden Massenpanik, die sich aber durch die externen Auslöser von der Panikattacke abgrenzen. Es sei an dieser Stelle auch noch bemerkt, dass Panikattacken nicht unbedingt psychogener Natur sind, sondern auch bei körperlichen, insbesondere endokrinologischen oder neurologischen Erkrankungen auftreten können, die zu Veränderungen des sympathischen Nerven- und Hormonsystems führen.

Fall eines Direktors genannt, der beruflich überstundenmäßig und auch freizeitlich marathonmäßig derart überengagiert war, dass er kaum eine freie Minute fand, um zur Ruhe zu kommen und dessen Panikattacken jeweils immer beim Frisör auftraten, in einem Moment also, in dem er mal nichts zu tun hatte und auch nichts anderes machen konnte, als »ruhig« auf dem Stuhl zu sitzen. Die Symptome der Panikattacke sind nicht eindeutig vagal einzuordnen, sondern eher als ein Hin- und Herschwingen zwischen Sympathikus und Parasympathikus, was einem Wechselbad der Angstgefühle gleichkommen kann. Während der Vagus bei dem Ohnmachtsanfall bildlich gesprochen eine Vollbremsung einlegt, gleicht die parasympathische Reaktion bei der Panikattacke eher einer Stotterbremse, wobei das sympathische System miteingreift, um das Zusammenbrechen zu vermeiden.

Panikattacken sind oft von einem taumeligen Benommenheitsgefühl begleitet, was Ausdruck einer vegetativ bedingten Blutdrucksenkung sein kann, die reflexhaft durch eine sympathisch vermittelte Herzschlagbeschleunigung pariert wird, um den Blutdruck wieder zu stabilisieren. Dabei rast dann nicht nur das Herz, sondern sein starkes Klopfen wird oft deutlich im Brustraum bis zur Halsschlagader verspürt. Letzteres hängt damit zusammen, dass durch die Vasodilatation die Gefäße stärker gedehnt sind und wie das gut gespannte Fell einer Trommel die Schwingungen der Pulswelle verstärkt wahrnehmbar machen. Der Sympathikus kann auch die Schweißdrüsen aktivieren und durch das Schwitzen zu einer Abkühlung der Haut führen, was den sprichwörtlichen Angstschweiß oder Schauder über den Rücken laufen lässt. Hinzugesellt sich oftmals Kurzatmigkeit, was auf eine vagal bedingte Atemwegsverengung zurückgeführt werden kann. Diese führt dann meist dazu, dass die betroffene Person übermäßig zu atmen anfängt, das heißt, hyperventiliert. Durch die überschnelle Atmung kann es dazu kommen, dass vermehrt Kohlendioxid ($CO_2$) aus der Lunge abgeatmet wird. Damit nimmt der Anteil an Carbonat-Ionen ($CO_3^{2-}$) in Blut und Gewebe ab. Diese Störung des inneren Milieus in Form einer respiratorischen Alkalose, also einer Störung des Säure-Basen-Haushaltes, führt zu einer verstärkten Reizbarkeit der Nerven, die ihrerseits sensorische Missempfindungen, sog. Parästhesien, und motorische Krämpfe, sog. Tetanien, auslösen können. Sensorische Missempfindungen können sich als Taubheits- oder Kribbelgefühl, wie »Ameisenlaufen«, bemerkbar machen, Tetanien oftmals als Verkrampfungen der Hände in der sogenannten »Pfötchenstellung«.

Verschlimmernd kommt hinzu, dass diese Symptome, da keine äußere Ursache erkennbar ist, inneren Ursachen zugeschrieben werden, sodass die in Panik verfallene Person geneigt ist, zu denken, es handele sich vielleicht um einen einsetzenden Herz- oder Hirninfarkt. Derartige negative Kognitionen haben dann das Potenzial, weitere Angst einzuflößen und die körperlichen Reaktionen hochzuschaukeln (siehe Abbildung 2 , S. 23). Da die Angstursache nicht richtig verortet werden kann, kann es sein, dass die Person aus Angst vor einem erneuten Auftreten entsprechende Situationen künftig meidet und eine Phobie entwickelt. Tritt die Panik im Flugzeug oder in engen Räumen auf, können Avio- und Klaustrophobie die Folge sein. Tritt sie im Freien ohne den leisesten Ansatz einer Bedrückung auf, ist die Agoraphobie die mögliche Konsequenz. Wie die Panik ihren Namen erhielt, haben Sie soeben gelesen. Wie die Phobie zu ihrem Namen kam, erfahren sie am Ende der Fantasiereise im letzten Kapitel.

## Wie Sie auch beim Entspannen ruhig Blut bewahren

Wenn auch nicht so stark wie bei den oben beschriebenen Panik- oder Ohnmachtsanfällen, kann die Durchführung von Versenkungs- und Tiefenentspannungsübungen, die den Parasympathikus stimulieren und den Sympathikus hemmen, gerade bei damit Unvertrauten zu unerwünschten Reaktionen führen. Diese Reaktionen treten zeitgleich mit den positiven oder als neutral erlebten vegetativ vermittelten Entspannungsreaktionen, wie gefäßdurchströmender Wärme oder vermehrtem Speichel- und Tränenfluss, auf. Da sie als konträr zu dem erwarteten Entspannungserleben empfunden werden, beschreibt man sie als paradoxe Reaktionen. Je nach Ausgangslage, das heißt in Abhängigkeit vom Stresslevel der Person, können diese mehr oder weniger stark ausfallen und nicht nur als unangenehm empfunden werden, sondern durchaus sehr beängstigend wirken. Diese Störempfindungen und insbesondere die relaxationsinduzierte Angst (RIA) stellen somit ein erhebliches Risiko für die Entspannungstherapie dar. Falls sie auftreten, ist es wichtig, sie ernst zu nehmen und die Trainierenden zu beruhigen. Die paradoxen Reaktionen lassen sich in der Regel durch überschießende vagale Aktivität und somit als normale physiologische Vorgänge bei Entspannung erklären. Sie sind auch in aller Regel nur vorübergehend, das heißt, sie treten zu Beginn des Erlernens einer Entspannungstechnik auf, weil das vegetative Pendel zu sehr in die parasympathische Richtung schlägt. Mit zunehmendem Trainieren und Einpendeln der Entspannungsreaktion auf ein optimales Niveau lassen sie meist in aller Regel nach.

Gleiches gilt auch für die RIA, die in der Regel schnell nachlässt, wenn die Trainierenden darüber aufgeklärt werden und die Symptome richtig einordnen können. Hierbei kann auch ein Bild helfen. Man erklärt den Trainierenden, dass es sich ähnlich wie bei einem warmgelaufenen Automotor verhält, bei dem die

Kühlung noch für einige Zeit läuft, nachdem er abgeschaltet wurde. Und dass das, auch wenn dies unangenehme Geräusche verursacht, ein Zeichen dafür ist, dass die Technik gut funktioniert und den Motor gut runterfährt und vor Überhitzung schützt. Bei hoch Gestressten ist generell ein gestuftes Eintrainieren von Entspannung indiziert, bei dem man mit kurzen, nicht zu intensiven Übungen beginnt und dann allmählich die Entspannungszeit und -tiefe erweitert – ähnlich einem sportlichen Fitnesstraining, bei dem man die Ausdauer kontinuierlich im Lauf des Trainingsprogramms steigert.

**ABBILDUNG 2** Aufschaukelprozess relaxationsinduzierter Angst (RIA)

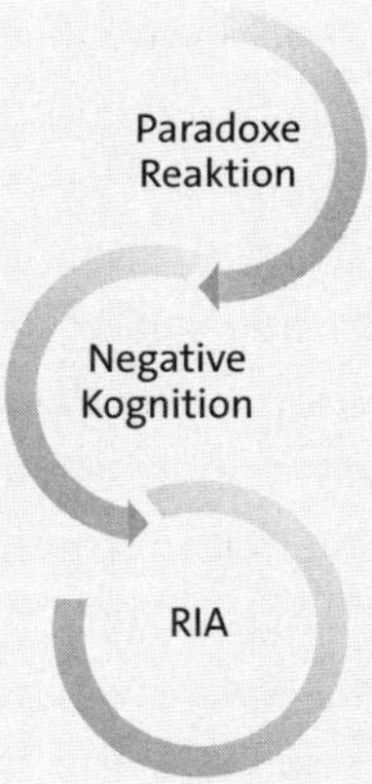


Eine vertiefte Entspannung bewirkt vor allem eine Reduktion des muskulären Tonus, was hauptsächlich mit einem Schweregefühl in den entsprechenden Muskelbereichen verbunden ist, da die Muskeln nicht mehr gegen die Schwerkraft arbeiten und somit die Sehnen stärker gedehnt werden. Die intensivierte Propriozeption (Eigenwahrnehmung) der Sehnenorgane durch den nach innen gewandten Aufmerksamkeitsfokus kann das Schwereerleben noch verstärken. Als Anzeichen einer tiefgehenden Relaxation der Muskulatur können aber auch Muskelzuckungen und -zittern sowie punktuelles Jucken in bestimmten Körperregionen auftreten. Letzteres hat eher eine prickelnde als eine kribbelnde Qualität. Bekanntermaßen basieren Muskelkontraktionen auf bioelektrischen Prozessen. Und so geht man hier davon aus, dass es sich um spontane Entladungen von Muskelfaserimpulsen handelt, die intensiver sind, umso stärker die Person vorher angespannt und somit sprichwörtlich »unter Strom« stand.

Als andere häufige paradoxe Reaktionen können kardiovaskuläre Phänomene auftreten, wie das bereits im vorangegangenen Kapitel besprochene Herzpochen und Taumelgefühl, aber auch Hitzewallungen infolge der Erweiterung der Blutgefäße (Vasodilatation) sind möglich. Durch die parasympathisch verstärkte Atemwegsverengung kann Reizhusten begünstigt werden. Die Anregung der Verdauung durch den Parasympathikus äußert sich gern in Form von Magengeräuschen. Husten und Magengrummeln sind den Teilnehmenden in Entspannungskursen oft peinlich, da sie meinen, die anderen damit zu stören. Darauf hinzuweisen, dass es sich um ein deutliches Zeichen einer gut funktionierenden Entspannungsreaktion handelt, kann den Teilnehmenden ermöglichen, freier damit umzugehen, und sie davon abhalten, diese unterdrücken zu wollen oder sich dafür zu schämen, was der Entspannung eher abträglich wäre. Die zunehmende digestive, also die Verdauung betreffende Aktivität kann sich auch in vermehrtem Speichelfluss ausdrücken oder – falls die verdauungsfördernde Wirkung zu stark ist – in Form von Reflux oder Sodbrennen, was wiederum durch Reizung der Speiseröhre zu Schmerzen, die in den umliegenden Brustraum ausstrahlen, und Herzstechen führen kann. Wie bereits oben angeführt ist dies in aller Regel nur eine vorübergehende Reaktion, die, falls man richtig damit umgeht, mit zunehmender Übungshäufigkeit schnell vergeht.

Der Umstand aber, dass Klienten und Klientinnen oft erst dann an einem Entspannungskurs teilnehmen oder zur Entspannungstherapie kommen, wenn sie bereits unter Stress leiden und bereits stressbedingte Symptome haben, bedingt, dass diese paradoxen Reaktionen mit einer gewissen Wahrscheinlichkeit auftreten können. Eine entsprechende anamnestische Diagnostik im Vorfeld der Entspannungstherapie kann sinnvoll sein, um das Stresslevel und damit das Risiko unerwünschter Nebenwirkungen von Entspannung zu erfassen, eventuell standardisiert mit einem Fragebogen wie der ASSYM (Krampen 2006). Im Verlauf der Entspannungstherapie ist eine Nachbesprechung der erlebten positiven wie negativen Entspannungseffekte unabdinglich, um Nebenwirkungen zu erkennen und somit gegenregulieren zu können. Zudem sind vor Beginn der Entspannungstherapie Gegenanzeigen abzuklären, wovon einige sich aus pathophysiologischen Gründen und den hier im Kapitel besprochenen Wirkungen des Vagus ergeben.

Hier ist hauptsächlich die Migräne zu nennen, eine anfallsartige Kopfschmerzform, die mit einer neurogenen Entzündung im Bereich der Schläfenarterie und ihrer Verästelungen verbunden ist. Diese wird durch Weitung der Blutgefäße aufrechterhalten und kann damit durch die entspannungsbedingte Gefäßerweiterung begünstigt werden. Dies bedeutet nicht, dass sich der Einsatz von Entspannungsverfahren bei der Migräne verbietet, sondern, dass er entsprechend adaptiert werden muss. Richtig eingesetzt können Entspannungsverfahren bei der Migräne deutlich zur Verbesserung beitragen, vor allem, wenn eine Stressbedingtheit vorliegt. Werden sie in symptomfreien Phasen eingesetzt, können sie die Aktivität des Sympathikus in Schach halten und somit dem parasympathischen Rebound entgegenwirken. Dasselbe gilt beispielsweise für Magengeschwüre und chronisches Sodbrennen, wo die entspannungsmäßig erhöhte Magensäureproduktion die Beschwerden verschlechtern kann, falls die Entspannung nicht entsprechend an die Pathologie angepasst wird. Durch ein störungsspezifisches Vorgehen können die Trainierenden behutsam an die Entspannung herangeführt und optimal eingestellt werden, sodass sich positive Effekte einstellen, die Anfallshäufigkeit reduziert oder/und die Anfallsdauer verkürzt werden.

Aus obigen Gründen ist das Rückmeldegespräch besonders wichtig, denn dadurch können etwaige Komplikationen beim Üben eingeschätzt und es kann gegebenenfalls korrigierend oder erklärend eingegriffen werden, damit die Übenden nicht verängstigter nach Hause gehen, als sie gekommen sind.

## Risiken und Nebenwirkungen

Migränepatienten und -patientinnen sollten Tiefentspannungsübungen ausschließlich präventiv in symptomfreien Zeiten durchführen und auch keinesfalls in der Prodromalphase, der Anfangsphase der Krankheit, in der die Symptome noch unspezifisch ausgeprägt sind, da die entspannungsbedingte Vasodilatation den Krankheitsprozess beschleunigen oder verstärken kann. Im Falle einer bestehenden Wochenendmigräne kann es sinnvoll sein, die prophylaktischen Entspannungsübungen beispielsweise montags bis donnerstags durchzuführen und am Wochenende darauf zu verzichten.

Auch im Falle von Sodbrennen ist darauf zu achten, Entspannungsübungen so durchzuführen, dass sie die Problematik nicht verstärken. So sollten Entspannungsübungen direkt nach dem Essen oder auch unmittelbar nach Stresssituationen ausbleiben, da hier die Aktivität des Parasympathikus bereits natürlich gesteigert und damit die Magensäuresekretion erhöht ist. Vor einer Mahlzeit und einer antizipierten Stresssituation kann die Entspannungsübung dagegen effizient einer exzessiven Übersäuerung des Magens vorbeugen.

Bei unter Panikattacken Leidenden ist damit zu rechnen, dass jene durch die zunehmende Entspannungstiefe getriggert werden. Auch bei Personen, die unter starker akuter Stressbelastung leiden, besteht ein hohes Risiko für unerwünschte Nebenwirkungen. Deshalb sollte hier anfangs nicht zu lange geübt werden und auf

Kurzformen von Entspannungsverfahren oder spezielle Kurzentspannungsmethoden zurückgegriffen werden. Auch kann in diesem Fall eine körperorientierte oder -aktivierende, dynamische Entspannungstechnik angezeigter sein als eine mentale oder meditative Versenkungstechnik. Darauf deuten Studienergebnisse hin, die zeigen, dass relaxationsinduzierte Angstanfälle (RIA) eher bei mantrischer Meditation als bei körperorientierter Entspannung auftreten (Heide u. a. 1983).

Man kann die Intensität und Manifestation unerwünschter Nebenwirkungen zudem verringern, indem man die Entspannungstiefe dosiert, etwa durch Augenöffnen oder Teilreaktivierungen während des Übens. So kann man beispielsweise bei passiven, mentalen Entspannungsübungen ein paarmal die Hände leicht auf- und abheben oder schließen, wenn man das Gefühl hat, zu stark in die Entspannung abzudriften. Bei imaginativen oder suggestiven Entspannungsübungen kann die Entspannungstiefe eingestellt werden, indem man vorgibt, soweit in der Ruheszene abzutauchen, wie es angenehm ist.

Üben mit geöffneten Augen ist außerdem indiziert, wenn der Patient oder die Patientin Angst vor Kontrollverlust unter Entspannung bekundet sowie gerade auch bei traumatisierten Personen.

Hypochondrische und insbesondere herzphobische Patienten und Patientinnen sind sehr behutsam an die Entspannung heranzuführen. Dies sollte exklusiv unter psychotherapeutischer Aufsicht geschehen, da die Konzentration auf den eigenen Körper und die damit einhergehende Innenschau als eine Exposition mit dem phobischen Objekt zu werten ist und eine entsprechende Unterstützung zur Angstbewältigung notwendig ist. Diese sollte nicht konfrontierend, sondern desensibilisierend oder akzeptierend sein, was ein entsprechendes Informieren über die körperlichen Entspannungsvorgänge impliziert.

Durch Biofeedback (BFB) unterstützte Entspannung kann bei somatoformen, hypochondrischen und Panikstörungen sehr nützlich sein, um skeptischen Patienten und Patientinnen, die sich nicht vorstellen können, dass ihre gesundheitlichen Probleme psychogen bedingt sind, psychosomatische Zusammenhänge vor Augen zu führen. Gleiches gilt auch im Falle einer bestehenden Atemneurose für Atemtechniken, an die stufenweise und so einfach wie möglich herangeführt werden sollte. Das heißt, dass hier bloß ein Atemparameter nach dem anderen, z. B. zuerst Atemfrequenz und danach Atemlänge, oder nur ein einziger Atemparameter eintrainiert werden darf.

# Lieber Chill-out als Burn-out

Im vorangehenden Kapitel wurde gezeigt, wie sich die beiden Bestandteile des vegetativen Systems, Sympathikus und Parasympathikus, als Gegenspieler verhalten, wobei in der Ausgangslage beide Systeme kontinuierlich aktiviert sind. Um eine schnellstmögliche Stressreaktion zu gewährleisten, hält der Sympathikus somit auch bei Ruhe »das Gaspedal gedrückt«, um im Notfall schnell »durchstarten« zu können, wird dabei aber vom Parasympathikus »gebremst«. Wenn eine Stresslage auftritt, lässt die inhibierende, also hemmende, Aktivität des Parasympathikus umgehend los und ermöglicht dann wie bei einem Kavalierstart eine blitzschnelle Abwehrreaktion. Danach kehrt das vegetative System wieder in sein Ruhegleichgewicht zurück. Diese vom Parasympathikus geprägte Ruhelage wird auch als Vagotonie bezeichnet, d. h., dass der Tonus, mit anderen Worten das Aktivitätslevel des Vagus, leicht überwiegt. Wie wir gesehen haben, kann eine zu lang aufrechterhaltene sympathische Erregung beispielsweise durch wiederholten oder lang andauernden Stress zu kompensierenden Ausgleichsreaktionen in Form des vagalen Rebounds führen. Kippt das System durch zu intensiven oder chronischen Stress mehr und mehr in Richtung einer über das normale Niveau hinausgehenden Überfunktion des Parasympathikus, kann dann von einer vagalen Dystonie gesprochen werden. Der Ruhepol des neurovegetativen Systems entspricht dann nicht mehr der Entspannung, sondern der Erschlaffung. In diesem Sinne können entsprechende vagale Symptome als Vor- oder Begleitzeichen eines Erschöpfungssyndroms, also eines Burn-outs oder Ausgebranntseins, auftreten (ICD-10-Code: Z73.0). Hier kann ein Teufelskreis entstehen, wenn unangenehme vegetative Effekte – wie im vorangehenden Kapitel beschrieben – während der Entspannung auftreten und sich die Betroffenen, um diese Empfindungen zu vermeiden, in ihrer Erholungszeit in noch mehr Aktivität stürzen.

# In der Ruhe liegt die Kraft

Widerstandsfähigkeit gegen Stress stößt irgendwann an ihre Grenzen. Diesen Gedanken finden wir bereits in dem vor fast achtzig Jahren von Hans Selye entwickelten Stressmodell, das er als allgemeines Anpassungssyndrom bezeichnet (siehe Abbildung 3 , S. 28). Der Körper kann die Adaptation auf kontinuierlichen chronischen Stress hin nur eine begrenzte Zeit aufrechterhalten. Genau wie es bei einem Auto nicht motorschonend, aber stark tankleerend ist, die ganze Zeit mit Übertouren im roten Bereich zu fahren, so ist ein sympathisch und adrenal dominiertes Aktivitätshoch auf Dauer kräftezehrend und durch die Körperbelastung gesundheitsschädlich.

– »Raste nie, doch haste nie, sonst haste die Neurasthenie!« – *Otto E. Hartleben*

Deswegen versucht der Parasympathikus ständig gegenzulenken, um den Körper auf Normalbetrieb oder in den Schongang zu bringen. Kommt es auf die Dauer zu keiner ausreichenden Ausspannung, so tritt irgendwann zwangsläufig die Erschöpfung ein. Hierzu passt, dass die Weltgesundheitsorganisation (WHO) neben dem durch Ungeduld und Rastlosigkeit geprägten *Typ-A-Verhalten* auch einen *Mangel an Freizeit und Erholung* als ungesunde Lebensstildiagnose in ihrem Diagnostikmanual aufführt (ICD-10-Codes: Z73.1 bzw. Z73.2). Die Erholung sollte möglichst dann erfolgen, wenn der Körper sie benötigt. Genauso wenig, wie eine 50 Kilometer entfernte Tankstelle einem beim leeren Tank nicht unmittelbar weiterhilft, hilft der geplante, jedoch erst in mehreren Wochen stattfindende Urlaub nicht dabei, sich zu generieren und dem Ausbrennen Einhalt zu gewähren.

**ABBILDUNG 3** Resilienz in Abhängigkeit von der Stressdauer in Anlehnung an das generelle Adaptationssyndrom (nach Selye 1936)

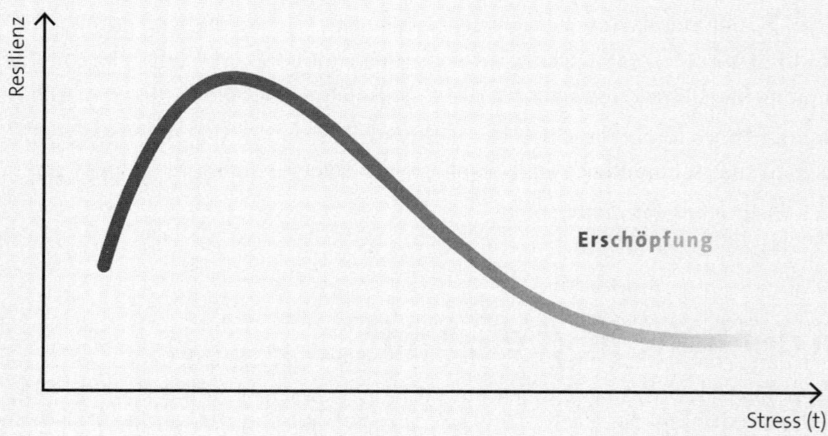

Auch wenn Burn-out von der WHO aus arbeitsrechtlichen, insbesondere Arbeitnehmerschutzgründen, im engeren Sinne als arbeitsbedingte Erschöpfung definiert wird, so will dies nicht heißen, dass andere Formen von Stress nicht auch zu Erschöpfungssyndromen führen. So können aus psychologischer Sicht beispielsweise familiäre Belastungen wie Alleinerziehung und Angehörigenpflege, aber auch Arbeitslosigkeit und die damit verbundenen Sorgen und Probleme sowie selbst Unterforderung oder Gratifikationsmangel im Beruf den Weg in die Erschöpfung bahnen. Beruf, Freizeit und Soziales betreffen unterschiedliche Lebensbereiche. Da wir aber nur einen Körper haben, kommt es unweigerlich zu einer »verkörperten« Kombination der Stresseffekte – unabhängig von ihrer beruflichen, privaten oder sozialen Natur. Dabei ist es nicht unbedingt das objektive Ausmaß an Arbeits- oder privater Belastung, sondern das subjektive Stresserleben, das ausschlaggebend ist, sowie seine zeitliche Dimension. So ergibt sich beispielsweise der Arbeitsstress nicht allein aus der schieren *Menge* an Arbeitsanforderungen oder deren *gefühlter Intensität*, sondern aus dem Arbeits*pensum*, das heißt der Arbeitslast, bezogen auf die dafür verfügbare Zeit. Erhöht sich der Zeitdruck, weil alles in weniger Zeit zu verrichten ist, verdichtet sich die Stressbelastung und die Herausforderung wird zunehmend zur Überforderung. Dieser Umstand korrespondiert mit der Herkunft des Stressbegriffs, der ursprünglich aus der Physik stammt und die innere Beanspruchung eines Körpers infolge eines von außen wirkenden Drucks beschreibt. Dabei ist der Druck bei gleichbleibender Kraft umso höher, je kleiner die Fläche ist, auf die sie einwirkt. Auf diese Weise erklärt sich auch das Phänomen des sozialen Burn-outs, wobei es durch Burn-out-bedingten Ausfall von Arbeitskräften zu einer Verdichtung der Arbeitslast für die übrige Belegschaft kommt, innerhalb derer das Burn-out-Risiko steigt, und es dominoartig zu weiteren Erschöpfungsfällen kommen kann. Analog zur mechanischen Ermüdung eines Materials durch immer wieder einwirkende Belastung gilt die Chronizität des Gestresstseins als wichtigster, das Maß an Erschöpfung entscheidender Parameter (Husmann u. a. 2014) – getreu der Redewendung »steter Tropfen höhlt den Stein«.

Burn-out kann – auch wenn es auf den ersten Blick paradox erscheint – durch zu wenig Anforderung ausgelöst werden, sei es aufgrund eines langweiligen, eintönigen Jobs oder gar Arbeitslosigkeit. Die wie ein Damoklesschwert über den Arbeitssuchenden schwebende prekäre finanzielle Situation oder die durch wiederholte Absagen nach Bewerbungsgesprächen ausgelösten Frustrationen können stressen. Bei eintönigen Jobs kann die starke Monotonie oder die mangelnde Sinngebung langfristig zu Entmutigung und Erschöpfung führen. In der Boulevardpresse wurde hierfür der neue Begriff »Bore-out« eingeführt, der aber erkenntnistheoretisch und phänomenologisch wenig Sinn ergibt, da nicht

Frustration und Langeweile für die Problematik verantwortlich sind, sondern das damit verbundene Stressempfinden. Die Definition von Burn-out als chronische Stressfolge ist allgemein gültig, unabhängig davon, ob die Art des Stresses Unter- oder Überforderung ist. Dies gilt genauso für die einzelnen Burn-out-Phasen, so auch für die als »Burn-in« oder »Prä-Burn-out« bezeichneten Anfangsstadien. »Leicht«, »moderat« und »schwer« liefern bereits sinnvolle Anhaltspunkte für indizierte Behandlungsmaßnahmen und zeigen, ob man eher sekundärpräventiv, kurativ oder rehabilitativ vorgehen sollte.

Stressoren[5] und die dadurch in unserem Körper ausgelösten Stressreaktionen können akkumulieren. Auf diese Weise kann es zu einer schleichenden Zunahme des inneren Stresslevels kommen, sodass irgendwann das Fass zum Überlaufen gebracht wird, wobei der letzte Tropfen durchaus ein banaler oder minimaler Stresstrigger sein kann. Dies finden wir in der initialen Bezeichnung einer Selbstbeurteilungsskala zu Burn-out als »Tedium Scale«, was im Englischen bedeutet, dass es einem reicht, man dem Ganzen überdrüssig ist (Malach-Pines 2005). Der Zustand des Burn-outs ist dabei nicht per se als krankhaft zu betrachten, sondern eher als der gesunde Versuch des Organismus, dem Stress innerlich standzuhalten und damit umzugehen. Die zusehends emotional erlebte Erschöpfung und die damit einhergehende Leistungsminderung kann als parasympathisch bedingter Versuch des Körpers gesehen werden, in den Schongang zurückzuschalten und sich zu regenerieren. Auch die verhaltensmäßige Symptomatik des Erschöpfungssyndroms, die sich in zunehmendem sozialen Rückzug und Distanziertheit manifestiert, kann man als Schonverhalten, das dem Bedürfnis nach Ruhe dient, betrachten. Die Betroffenen versuchen, sich immer mehr von ihrer Umwelt als wahrgenommener Stressquelle abzukapseln, was mehr und mehr zu Entfremdung führt.

## Stress ist nicht gleich Stress

Neben chronischem Stress und dem ihm inhärenten Erschöpfungsrisiko gibt es noch zwei andere Stressarten mit ebenfalls prägendem Charakter für die daraus resultierenden Langzeitfolgen: traumatischen und fatalistischen Stress. Diese beziehen sich auf unvermeidbare Erlebnisse bzw. unveränderliche Umstände, wie die Folgen eines Unfalls, Missbrauchs, einer Katastrophe oder den Verlust des Partners durch Tod oder Trennung. Während chronischer Stress am Arbeitsplatz durch eine Reduktion

5 »Stressor« ist ein Schachtelwort, zusammengesetzt aus »Stress« und »Faktor«.

oder Aufhebung der äußeren Beanspruchung gemanagt werden kann – und sei es schlimmstenfalls über eine Kündigung oder Befreiung von der Arbeit durch Krankschreibung –, definieren sich die beiden anderen Formen durch unumkehrbare beziehungsweise unveränderbare Stressquellen. Der Begriff »chronisch« bezieht sich darauf, dass die Dauer beziehungsweise Repetition ausschlaggebende Maße sind, die den Stress ausmachen. Allein der permanente Termindruck und die massive Arbeitsdichte vermögen ab einem bestimmten Zeitpunkt nicht mehr zu bewältigen sein. Während beim psychischen Trauma die emotional aufgeladenen Erinnerungen weiterhin nachwirken, sei es etwa in Form von Albträumen, Flashbacks oder Übererregbarkeit, ist es bei krisen- oder schicksalhaften Umständen die emotive, also die gefühlsbezogene Anpassung, die den Betroffenen »das Leben schwer macht«. Chronischem, traumatischem oder fatalistischem Stress ausgesetzt zu sein, kann zu diversen Risiko- und Problemzuständen führen, die bei inadäquatem oder unzureichendem Umgang langfristig bestehen bleiben und sich noch verschlimmern und zu körperlichen beziehungsweise geistigen Stressschäden führen können (siehe Tabelle 3). So unterschiedlich wie die Stressreaktionen je nach Stressart ausfallen, sind auch die langzeitlichen Konsequenzen und Stressfolgestörungen.

**TABELLE 3** Stressarten und ihre krankmachenden Folgen mit ICD-10-Codes

| Stresstyp | Risikozustand | Langzeiterkrankung |
|---|---|---|
| chronisch | Burnout (Z73.0) | Neurasthenie (F48.0) |
| fatalistisch | Anpassungsstörung (F43.2) | Depression (F32.0-2) |
| traumatisch | Akute Belastungsreaktion (F43.0) | Posttraumatische Belastungsstörung (F43.2) |

Während sich die genannten Stressquellen theoretisch voneinander abgrenzen lassen, ist in der Realität das eine oft nicht vom anderen zu trennen. Häufig sind Chronizität und Intensität miteinander verwoben, wodurch es zu Überschneidungen von Erschöpfungs- und Depressionssymptomen kommen kann. Im Extremfall kann es im Fall von Burn-out zu einer nervösen Dekompensation kommen, da das vegetative Nervensystem und seine zentralnervösen Regulationssysteme den Gleichgewichtszustand nicht mehr aufrechterhalten können. Dieser Zustand nervlichen Zusammenbruchs entspricht klinisch-diagnostisch dem der Neurasthenie. Im Gegensatz zur Neurasthenie, die sich durch eine ausgeprägte Belastungsintoleranz auszeichnet, ist beim Burn-out die Erholungsfähigkeit noch weitgehend intakt.[6] Burn-out und vor allem die damit verbundene Frustration aufgrund der selbstwertschwächenden Leistungseinbrüche können sekundär zu depressiver Verstimmung führen und beim sozialen Rückzug und der Apathie können sich Depression und Burn-out überschneiden (Tops u. a. 2007).[7] Dennoch sind beide Syndrome voneinander abzugrenzen. Einfach ausgedrückt können Personen mit Burn-out nicht mehr, während depressive Patienten und Patientinnen nicht mehr wollen. Erstere leiden unter Ermüdung, letztere unter Antriebs- und Lustlosigkeit. In der Rehabilitation des Burn-outs ist dies oft ein Problem, wenn Personen, sobald sie merken, dass sie wieder fitter werden, Gefahr laufen, sich erneut zu überfordern. Depression und Burn-out unterscheiden sich wohl auch physiologisch, wonach bei Depression die Cortisolsekretion eher erhöht, bei Burn-out eher niedrig und bei PTBS erniedrigt ist (Kakiashvili u. a. 2013). Die gängigste Hypothese zur Depression ist die sogenannte Serotoninmangelhypothese. Demnach stellt der Körper nicht genügend Serotonin (5-Hydroxytryptamin; 5-HT) her, das zu den Glückshormonen zählt. Während dies bei einigen Depressionsformen sicherlich der Fall sein kann, gibt es auch die Idee, dass es zu Veränderungen der Rezeptoraktivität kommt, was zu stressbedingter Depression passen könnte. Wenn wir einem Stress ausgesetzt sind, dem wir nicht entrinnen können, kann es sein, dass der Körper versucht, den Organismus mit Serotonin runterzufahren. Wird es in hohem Maße freigesetzt, verringern die Rezeptoren ihre Empfindlichkeit, was dazu führt, dass der Körper unempfindlicher wird – wie Bremsbeläge, die durch Übernutzung ihre Bremskraft einbüßen.

## Dos and Don’ts

Der Weg in die Erschöpfung ist – wie man am Modell von Selye sieht – ein schleichender Prozess. Der korrekte Einsatz von Entspannungsmethoden ist deshalb daran auszurichten, mit welcher Stressphase man es zu tun hat. Geht es um Vorbeugung, Behandlung, Rehabilitation oder Rückfallvermeidung? Leider ist es so,

6 Belastungsintoleranz ist ebenfalls ein Kardinalsymptom beim postviralen Müdigkeitssyndrom, wie man es auch bei Long COVID beobachten kann. Wir vertreten hier die These, dass Erschöpfung sowohl psychogen als auch immunogen getriggert werden und die HHNA der gemeinsame Vermittlungsfaktor sein kann, in dem Sinne, dass Cortisol sowohl bei der Regulierung des Energiehaushalts als auch bei der Modulation der Immunreaktion beteiligt ist.

7 Depressionsstörungen stellen komplexe Krankheitssyndrome dar, an denen vielfältige, teils interagierende ursächliche Faktoren beteiligt sind, darunter u. a. epigenetische, genetische, neuroendokrine, physiologische und auch psychische. Hier wird lediglich die pathophysiologische These vertreten, dass unter Umständen auch Stress in die Depressivität führen kann.

dass Personen selten Entspannungsverfahren erlernen wollen, wenn sie sich nicht gestresst fühlen. Während zur Prävention und Prophylaxe beziehungsweise bei leichtem Burn-out das standardmäßige Erlernen von Entspannungsmethoden in mehrwöchigen Kursen sinnvoll ist, ist dies im Falle bereits mittelgradiger bis schwerer manifester Stresssymptomatik oder gar neurasthenischer Dekompensation wegen der vegetativen Dystonie nicht mehr unbedingt die Methode der Wahl. Für Personen, die sich bereits deutlich belastet fühlen, sind eher kürzere Verfahren zu wählen, die keine zu tiefe Entspannung und damit womöglich paradoxe Reaktionen auslösen (Krampen 2013). Bei schweren Erschöpfungszuständen sind dynamisierende und körperorientierte Verfahren zu empfehlen, da sie nicht zu einseitig den Parasympathikus fördern, sondern eine aktivierende Komponente beinhalten. Hier ist an Tai-Chi, Qigong und Yoga sowie dynamische Relaxation zu denken, aber auch an Herzratenvariabilitätstrainings mittels Biofeedback, bei dem es speziell um die Herstellung einer optimalen Balance zwischen Sympathikus und Parasympathikus geht (Derra 2021, Michaux 2022; siehe auch S. 54 ff. hier in diesem Buch).

Zu tiefgehende Entspannungsübungen, bei denen das Gehirn vom Alphafrequenzbereich mit 8–12 Hertz vermehrt in den Thetazustand zwischen 4 und 7 Hertz übergeht, können bei Posttraumatischer Belastungsstörung (PTBS) intrusive Erinnerungen triggern und bei depressiven Störungen das Auftauchen negativer beziehungsweise schwarzer Gedanken verstärken. Wegen dieser möglichen Symptomprovokation beziehungsweise -verschlimmerung sind Entspannungsverfahren bei beiden Störungsbildern nur unter psychiatrischer oder psychotherapeutischer Aufsicht einzusetzen. Eine gute Möglichkeit zum wohldosierten Einsatz von Entspannungszuständen zur Senkung intrusiver Erinnerungen und depressiver Gedanken stellt das Neurofeedback (NFB) dar (siehe S. 102 f.). Beim sogenannten Peniston-Protokoll, einer autosuggestiv unterstützten Form des NFB, lernen Patienten und Patientinnen unter therapeutischer Begleitung mittels Selbstsuggestionen und EEG-Feedback das kontrollierte Hochkommenlassen von Theta-Wellen und damit verbundenen traumatischen Erinnerungen aus einem schützenden Alpha-Entspannungszustand heraus, wodurch diese Erinnerungen ihre angst- und traumabehaftete Qualität verlieren. Beim A-Score-Training, einem insbesondere bei schwerem Grübeln (Rumination) beziehungsweise Agitation angezeigten NFB-Protokoll für die Depressionsbehandlung, wird – ohne, dass das gesamte Gehirn in einen zu tiefgehenden Versenkungszustand gebracht wird – nur die bei Depressivität übererregte rechte Hirnhälfte auf das Aktivationsniveau der linken Hemisphäre heruntertrainiert (Haus u. a. 2020).

## Die Haltung beim Üben

Wir empfehlen bei Entspannungsübungen generell die Sitzposition. Da man tagsüber eher sitzt als liegt, erleichtert dies den Transfer der Übungen in den Alltag. Auch schläft man im Sitzen nicht so schnell ein und kann damit den gewünschten Zustand des entspannten Wachseins besser und länger aufrechterhalten. Die Liegeposition sollte somit eher Fortgeschrittenen als Abwechslung vorbehalten bleiben oder etwa dann eingenommen werden, wenn man die Entspannungsübung als Hilfe zum Einschlafen nutzen will. Es gibt dabei verschieden Sitzhaltungen, die sich bewährt haben. Allen gemein ist, dass man beide Füße dabei leicht auseinanderstellt, sodass sie stabil auf dem Boden ruhen. Sitzt man in einem Stuhl oder Sessel mit Armlehnen, so kann man die Arme darauf auflegen, ansonsten kann man sie in den Schoß legen. Wichtig ist hierbei, dass sich die Hände nicht berühren, da dies zu innerer Ablenkung führen kann. Falls Rückenbeschwerden bestehen sollten, ist darauf zu achten, den Rücken gut an die Rückenlehne anzulehnen, um die Wirbelsäule zu entlasten. Je nach Übung können die Augen geschlossen oder halboffen sein. Übt man mit leicht geöffneten Augen sollte der Blick auf einen Punkt fixiert bleiben.

**Lockere Haltung** Man setzt sich ganz lässig und zurückgelehnt auf den Stuhl oder in den Sessel, wobei der Kopf leicht nach unten sinken kann. Diese Haltung eignet sich besonders für die Progressive Relaxion.

**Droschkenkutscherhaltung** Während man auch das Autogene Training in der lockeren Haltung durchführen kann, wurde von seinem Begründer zusätzlich die sogenannte Droschkenkutscherhaltung vorgeschlagen. Hierzu lässt man den Oberkörper leicht einsinken und nach vorne gehen, während man die Unterarme locker, d. h. ohne sich darauf aufzustützen, auf die Oberschenkel legt. Auch hier kann der Kopf mit gelockertem Nacken leicht nach vorne geneigt sein. Ihren Namen verdankt diese Haltung der Sitzposition, die Pferdekutscher und -kutscherinnen einnehmen, man kennt sie aber auch vom Angeln. Sie entspricht auch der Haltung, mit der man im Sitzen aufs Handy schaut.

**Pharaonenhaltung** Meditieren muss man nicht unbedingt im Lotossitz, man kann dies auch gemütlich auf einem Stuhl tun. Wie die »sitzenden« Pharaonenstatuen aus dem alten Ägypten setzt man sich aufrecht mit geradem, aber nicht versteiftem Rücken hin. Der Kopf wird aufgerichtet, die Augen blicken in die Ferne, ohne etwas zu fokussieren.

**»Innere« Haltung** Entspannungsübungen gelingen dann am besten, wenn sie weder mit innerem Druck noch mit verbissener Zielstrebigkeit geübt werden, sondern mit einer gewährenden Geisteshaltung.

# Progressive Relaxation – einfach anzuwenden und achtsamer als gedacht

Wir gehen davon aus, dass die allermeisten der Leser und Leserinnen den Begriff der Progressiven Muskelentspannung oder Relaxation irgendwo schon einmal gehört oder gelesen haben. Deshalb erlauben wir uns, dieses Kapitel zunächst einmal mit einer Frage zu beginnen, und zwar danach, was an der folgenden Aussage nicht stimmt: »Bei der Progressiven Muskelentspannung (PMR) nach Jacobsen werden die Muskeln kurz und ganz fest angespannt und dann wieder gelöst.«

Es mag auf den ersten Blick verwundern, aber nahezu die ganze Behauptung ist inkorrekt. Fangen wir mit dem Namen des aus Chicago stammenden Begründers und Medizinforschers Edmund Jacobson an, der sich nicht mit »e«, sondern mit »o« schreibt. So sieht man immer mal wieder in Seminarankündigungen und -flyern, dass der Name wie oben falsch geschrieben wurde. Durchzieht der Schreibfehler den ganzen Text, so ist nicht mehr von einem Tippfehler auszugehen, sondern eher davon, dass die entsprechenden Trainer und Trainerinnen sich nicht mit der einschlägigen Fachliteratur auseinandergesetzt haben und die Methode wohl nur vom Hörensagen her kennen.

Nun zur Bezeichnung der Methode. In der englischen Originalbezeichnung findet sich nirgendwo der Begriff »Muskel« oder »muskulär«. Jacobson sprach lediglich von »Progressiver Relaxation« (PR), was – wollte man kein Fremd- oder Fachwort benutzen – auch als »fortschreitende Entspannung« zu übersetzen wäre (Jacobson 1938). Der Zusatz »Muskel« hat sich bei den Übersetzungen ins Deutsche eingeschlichen und wird von vielen, wenn nicht sogar den meisten Kollegen und Kolleginnen verwendet. Dies hat wohl damit zu tun, dass sich der englische Begriff der Relaxation (lat. für »loslassen«) etymologisch gesehen durchaus sinngemäß auf die Motorik bezieht und somit strenggenommen nur der muskulären Ausprägung von dem entspricht, was man generell als Entspannung (lat.: *detendita*) bezeichnet. Er hat sich aber auch im allgemeinen englischen Sprachgebrauch für das »Loslassen«, also Entspannen in anderen Körperbereichen und dem Gedanklichen eingebürgert. Es empfiehlt sich daher, den Muskelbezug zu vermeiden und die ursprüngliche Bezeichnung, das heißt »Progressive Relaxation« (PR) zu verwenden. Was einem als akademische Haarspalterei erscheinen mag, hat folgende Bewandtnis. Die PR setzt zwar, wie wir später unten sehen werden, am Muskelsystem an und ist demnach klar muskelorientiert. Sie bewirkt aber darüber hinaus Entspannungseffekte im Körper, die weit über die Muskulatur hinausgehen – sich etwa auch im Herzkreislaufsystem oder der Atmung niederschlagen – und somit als ganzheitliche Inaktivierung anzusehen sind. Der Begriff »progressiv« meint im ursprünglichen und wahrsten Sinne des Wortes die Erzielung einer Entspannung, die über das normale Ruheniveau »hinausgeht« beziehungsweise dieses »überschreitet«. Es ist davon auszugehen, dass eine Etikettierung der PR als muskelbezogene Technik die Erwartung von Hilfesuchenden zu sehr auf die Muskeleffekte beschränkt und zu einer Erwartungshaltung führt, die das volle Potenzial der Methode einschränkt und nicht ganz ausschöpft. So könnte es sein, dass die PR bei »nichtmuskulären« Problemen von den Ratsuchenden und Behandelnden überhaupt nicht in Betracht gezogen wird, obwohl sie vielleicht durchaus indiziert wäre.

Nun noch zu der im Satz angesprochenen kurzen und festen Muskelanspannung. Zwar gibt es Variationen der PR, die eine sehr kurze Anspannungszeit von circa fünf Sekunden vorschreiben, aber in der Originalversion war eine Aktivierungsdauer von bis zu einer Minute vorgesehen. Und auch in neueren theoretischen Überlegungen zur PR werden längere Anspannungen bis zu zwanzig Sekunden angeraten. Dasselbe gilt für den muskulären Kraftaufwand, der bei PR-Varianten als stark angegeben wird, während die ursprüngliche Vorgabe und derzeitige Experten eher anstrengungslose, submaximale Kontraktionen empfehlen. Jacobson ermahnte immer wieder in seinen Anleitungen, dass es sich bei der PR nicht um Übungen im Sinne von aktivem Tun handele (Jacobson 2011). In diesem Sinne wurde bei den Anleitungen hier im Buch eine nichtdirektive Beschreibungsform im Passiv und nicht im Imperativ gewählt.

## Progressive Relaxation im Wandel

Kommen wir nun zur eigentlichen und detaillierteren Beschreibung der Methode. Das Prinzip der PR besteht darin, dass man zur Generierung von Entspannung in dem gewünschten Körperbereich zunächst einmal ein Mehr an Anspannung erzeugt, diese dann für einige Momente aufrechterhält und danach wieder kontrolliert loslässt. Was von außen betrachtet wie eine Gymnastikübung aussieht, soll jedoch in Form einer mentalen und achtsamen Übung durchgeführt werden, in dem Sinne, dass man die An- und Entspannung ganz aktiv und geistesgegenwärtig macht und sich dabei aller auftretender Empfindungen bewusst wird, insbesondere der Kontrollempfindung in den kontrahierten Muskeln. Durch die vorangehende

Anspannung und zeitweise Aufrechterhaltung des erhöhten Muskeltonus kommt es posttonisch zu einer leichten Ermüdung des Muskels und somit zu einer ganz spontanen, natürlichen Entspannung der Muskulatur. Man kann es sich bildlich in etwa so vorstellen, als würde man ein klemmendes Pedal lösen, das man zunächst in die gegengesetzte Richtung aus der Arretierung drücken muss, bevor man es loslassen kann. Die An- und Entspannungssequenzen werden ganz behutsam durchgeführt, sodass sich die Anspannung und Entspannung zunehmend aufbauen. Das heißt, man spannt erst leicht und dann immer kräftiger an und lässt die Muskeln dann wieder langsam locker. Erst hierdurch kann das Ziel einer fortschreitenden, also *progressiven* Entspannung erreicht werden.

Wie bereits oben angedeutet, gibt es mehrere Weiterentwicklungen der Methode und daneben auch verwandte Verfahren. Bei dem Wort Weiterentwicklung ist man gerne geneigt, anzunehmen, dass es sich bei der neueren Variante um eine Verbesserung handelt. Dies ist aber nicht notwendigerweise der Fall. Weiterentwicklungen entstehen oft, weil jemand die Methode vielleicht an einen anderen Behandlungskontext, wie zum Beispiel eine besondere Population oder ein spezifisches Störungsbild anpasst, und nicht unbedingt, weil er oder sie das Ursprungsverfahren optimieren möchte. So ist das auch bei der PR geschehen, wobei die Neuentwicklungen das Original mehr und mehr verdrängt haben, sodass das Original heute kaum noch praktiziert wird. Während Jacobson an dem Erlernen eines entspannten Körperschemas interessiert war, zielten die Weiterentwicklungen vornehmlich auf den Nutzen der PR als Strategie zum schnellen Abbau von körperlicher Spannung und Erregung. Dies bedeutet aber nicht, dass die modernen Varianten deshalb besser oder sinnvoller wären, sie verfolgen lediglich ein anderes Ziel. Von der Methodik her betrachtet sind es zwar Variationen, aber von der Zielsetzung her eher Adaptionen. Wir wollen hier sowohl die Urform als auch die aktuellen Varianten beschreiben. Dies soll aber nicht der Entstehungsgeschichte und der historischen Einbettung der modernen Formen dienen, sondern wir wollen dabei aufzeigen, dass die bestehenden Unterschiede und eigentlichen Zielrichtungen durchaus auch für eine individualisierte, störungsspezifische Herangehensweise genutzt werden können.

Bei den Varianten werden wir nicht alle im Einzelnen aufzählen, sondern den Fokus auf die heute gängigste Form des sog. Progressiven Relaxationstrainings (PRT) richten (Bernstein u. a. 2000). Zudem möchten wir noch eine andere muskelorientierte Methode vorstellen, die sich etwas später entwickelt hat als die PR und einen gegensätzlichen Ansatz verfolgt, dadurch aber aus unserer Ansicht eine geeignete PR-Alternative für bestimmte Störungsbilder, bei denen die PR gegenangezeigt ist, darstellt. Es handelt sich hierbei um die weniger bekannte und sogenannte *physiologische* oder *einfache*, im Englischen als »simple relaxation« (SR) bezeichnete *Relaxation* nach Mitchell (1988). Wir werden dabei nicht alle Übungen darstellen können, da dies den Rahmen dieses Buchs sprengen würde, und gehen nur auf die allerwichtigsten ein sowie auf die, bei denen es häufig zu Schwierigkeiten oder Fehlern kommt. Für detailliertere Einführungen sei exemplarisch auf die einschlägige Literatur verwiesen (Brenner 2002, Derra 2017, Ohm 2017b).

Für Kursleitende empfehlen wir, einmal die folgenden Übungen mit einem zeitlichen Abstand von ein paar Minuten durchzuführen, um ein Gefühl für die unterschiedlichen Herangehensweisen zu bekommen. Auch wenn man in der Praxis in der Regel das PRT anwenden wird, kann es sinnvoll sein, sich den subtilen Unterschieden zwischen den verschiedenen Techniken gewahr zu werden, um sich der inhärenten Besonderheit des jeweiligen Verfahrens noch besser bewusst zu werden.

### Selbsterfahrungsübung: Verfahrensvergleich

**PR-Übung** Hand für rund eine Minute anheben, das heißt das Handgelenk nach hinten anwinkeln, so als wäre der Handrücken ein Spiegel, in dem man sich betrachtet. Dabei vor allem die muskelbedingten Kontrollempfindungen, das heißt die Stauchung der Muskulatur im Unterarm beobachten. Dann zügig die Muskelkraft zurücknehmen und die Hand in ihre Ausgangslage zurückfallen lassen. Ohne weitere Anstrengung die Empfindungen in der Extremität für circa zehn Minuten beobachten.

**SR-Übung** Vier Finger der Hand für einige Momente spreizen und aufmerksam darauf achten, wie sich dies anfühlt. Dann die Spannung wieder unterbinden und die Hand locker aufliegen lassen und die dabei gemachten Empfindungen für einige Zeit erfühlen.

**PRT-Übung** Dominante Hand für fünf bis sieben Sekunden kräftig, aber submaximal anspannen, indem man eine Faust ballt. Danach die Anspannung wieder lösen und für circa dreißig bis vierzig Sekunden aufmerksam den Empfindungen in der gesamten Hand bis in die Fingerspitzen nachspüren. Einmal in gleicher Weise wiederholen.

Neben den unterschiedlichen Zeitangaben und Kontraktionsarten differieren die Verfahren vor allem hinsichtlich der Anleitungen für das Loslassen. Während diese beim PRT und bei der SR nach Mitchell auf ein Signalwort (»loslassen«) bzw. Befehlswort (»Stopp«) hin erfolgen, gibt Jacobson bei der Progressiven Relaxation (PR) lediglich vor, die Muskelkraft umzukehren oder auf null zu setzen.

# Progressive Relaxation nach Jacobson: das Original

Jacobsons Ansatz kann als sensomotorisch bezeichnet werden. So verfolgte er das Ziel, die Muskelentspannung über eine Förderung des Kraftsinnes herbeizuführen. Indem man sich zunächst selbst minimaler spannungsbedingter Kraftaufwendungen im kontrahierten Muskel gewahr wurde, sollte sich die nötige Eigenempfindlichkeit entwickeln, um die Muskelaktivität sensibel zu steuern und feinfühlig einzustellen – dies durch völliges Reduzieren der Muskelkraft bis hin zu kompletter Entspannung (Jacobson 1938). Vorrangig und im Gegensatz zum Progressiven Relaxationstraining (PRT) und der »simple relaxation« (SR) nach Mitchell steht somit bei der PR der Muskelsinn und nicht die über den Hautsinn erfühlte Entspannungsempfindung im Vordergrund. Die Schulung des körperlichen Gewahrseins kann hier als ein – wenn auch hochselektives –Achtsamkeitstraining betrachtet werden und stellt somit durchaus einen Bezug zu modernen achtsamkeitsbasierten Ansätzen her. Gewahrsein ist dabei eher als sensorische Komponente der Achtsamkeit zu sehen, wohingegen letztere auch noch das Gefühlsmäßige und Gedankliche mitumfasst. Auch wenn Jacobsons Originalmethode zur Stressreduktion vor allem wegen der zeitlichen Länge der Übungen und der ausgedehnten Lernphase heute kaum noch Verwendung findet, so passt sie doch derzeit wieder sehr gut zum aktuellen Achtsamkeitshype und lässt sich von der Übungshaltung her optimal damit kombinieren.

Beachte: PR ist Entspannung und keine Gymnastik!

In der Folge findet sich eine Auswahl an Übungen der PR. Diese dient vor allem zur Veranschaulichung der Prinzipien der PR und ist keine etablierte Kurzform des Originals (Naeher-Zeiffer u.a. 2014). Jedoch könnten die hier ausgewählten Entspannungsübungen durchaus im Rahmen der Achtsamkeitsarbeit eingesetzt werden, beispielsweise an Stelle der Yogaübungen bei der achtsamkeitsbasierten Stressreduktion von Kabat-Zinn. Die Übungen sind für die Sitzposition geeignet. Die Idee der vorliegenden Auswahl besteht darin, nachher von Kopf bis Fuß entspannt zu sein.

**Praxisübung: PR-Originalversion mit ausgewählten Übungen**

**Händeübung 1** Das Handgelenk wird für circa eine Minute nach hinten angewinkelt, sodass der Handrücken in Richtung des Körpers zeigt, wobei die hierfür benötigte Muskelaktivität auf der Außenseite des Unterarms beobachtet wird. Danach wird die Muskelanspannung gehen gelassen und für rund zehn Minuten werden die Empfindungen während der Entspannungsphase erlebt. Dies wird zunächst mit der dominanten, dann mit der anderen Hand durchgeführt.

**Händeübung 2** Die Hand wird anschließend für ca. eine Minute nach innen und in Richtung des Körpers gedreht, sodass die Handinnenfläche zum Körper hinzeigt, während die dazu notwendigen muskulären Kontrollbewegungen auf der Innenseite des Unterarms beobachtet werden. Danach wird die Muskelkraft gen null gehen gelassen. Für ungefähr zehn Minuten werden die Empfindungen der Entspannung nachgespürt. Auch dies wird abwechselnd mit beiden Händen durchgeführt.

**Beinübung 1** Der Fuß wird nach oben hin angewinkelt, indem man die Zehen in Richtung des Körpers zieht und dabei die Kontrollbewegungen im Schienbein beobachtet. Die Dauer der An- und Entspannung entspricht der der obigen Händeübungen. Auch hier wird mit einem Bein nach dem anderen geübt.

**Beinübung 2** In analoger und beidseitiger Weise wird die folgende Übung durchgeführt, wobei die Anspannung durch Hochheben der Ferse geschieht, während die Zehen dabei am Boden bleiben.

**Stirnübung 1** Nach dem immer selben Prinzip erfolgt die Übung für einen Teil des Gesichts. Zum Ziele der Anspannung werden hierbei die Augenbrauen hochgezogen und somit die Stirn in Falten gelegt. Dies wird zusätzlich einmal wiederholt.

**Stirnübung 2** Abschließend und gleicherweise wird eine weitere Stirnübung gemacht, indem man zum Anspannen die Augenbrauen zusammenzieht.

## Physiologische Relaxation nach Mitchell: die Alternative

Die SR der Physiotherapeutin Laura Mitchell (1988) kann hinsichtlich der Übungen als Gegenpart zur PR gesehen werden. Anstatt die Muskeln, die im Alltag eine Tendenz zur Anspannung haben, so zu trainieren, dass sie weniger anspannen, zielt die SR darauf ab, deren Gegenspieler, das heißt, physiologisch gesprochen ihre Antagonisten, zu kräftigen und somit aktiv in Gegenrichtung der Anspannung zu wirken. Unsere Muskulatur ist grob gesagt so aufgebaut, dass Bewegungen in mehreren und vor allem gegensätzlichen Richtungen durchgeführt werden können. So können wir zum Beispiel unsere Arme strecken als auch beugen oder die Schultern heben oder nach unten senken. Verantwortlich hierfür sind unterschiedliche Muskeln, die sich antagonistisch zueinander verhalten: der Trizeps als Armstrecker versus den Bizeps als Armbeuger bzw. der obere Trapezmuskel als Schulterheber und der untere Trapezmuskel als Schulterstrecker. Bleiben wir beim Beispiel der Schultermuskeln. Während man bei der PR durch aktives Schulterheben oder Zusammenziehen der Schultern und anschließendes passives Lockern den oberen bzw. den mittleren Teil des Trapezmuskels anspricht, spannt man bei der SR über eine aktive Schultersenkung deren Antagonisten an, das heißt den aufsteigenden unterhalb des Schulterblatts verlaufenden Trapezmuskelanteil. Genau wie bei der PR wird diese Anspannung einige Momente aufrechterhalten und dann wieder bewusst gelöst. Dabei wird Zeit gelassen, die damit einhergehenden Empfindungen zu erleben. Das Prinzip ist »trivialer« als das der PR, daher rührt auch die Bezeichnung »simple« Relaxation. Statt auf einem Umweg über die tendenziell bereits angespannte Muskulatur zur Entspannung zu gelangen, versucht man bei der SR, direkt die aktive »Entspannungsmuskulatur« zu kräftigen und die angespannte Muskulatur passiv zu dehnen. Dies ist vergleichbar mit einem statischen Stretching, das nachgewiesenermaßen zur Reduktion des Muskeltonus führt (Nunes u. a. 2020). Genauso wie bei der Anspannung des Bizepses zugleich der Trizeps entspannt wird, erschlafft umgekehrt wiederum Ersterer, wenn Letzterer angespannt wird. Diese reziproke Entspannung der sonst im Alltag tendenziell kontrahierten Muskeln wird bei der SR aktiv genutzt.

Die SR vollzieht sich in zwölf Schritten, beginnend mit Schultern und Armen, gefolgt von den Beinen, dem Brustkorb, dem Rumpf, Kopf und Gesicht. Die Spannung wird einmalig – und nicht wiederholt wie bei der PR – pro Körperbereich aufrechterhalten. Die Dauer richtet sich dabei nach dem Zeitgefühl der Trainierenden. Es wird dabei großen Wert darauf gelegt, sich auf das gefühlte Empfinden bei der Anspannung und Lockerung zu konzentrieren. Die SR kann sowohl sitzend als auch liegend durchgeführt werden. Zur Demonstration des Prinzips soll hier nur das Üben in Sitzposition beschrieben werden. Ideal eignet sich dazu ein Stuhl mit langer Rückenlehne bzw. Kopfstütze. Steht ein solcher nicht zu Verfügung, kann ganz einfach die Kopfübung weggelassen werden. Weiterführend sei auf das Originalbuch verwiesen (Mitchell 1988).

**Praxisübung: PR-Alternative**

**Schulterübung** Die Schultern werden nach unten in Fußrichtung gezogen.

**Armübung** Beide Arme werden gleichzeitig mit angewinkeltem Ellbogen in seitlicher Richtung vom Körper wegbewegt und somit der Trizeps angespannt.

**Händeübung** Die Finger beider Hände werden alle gleichzeitig gespreizt.

**Hüftübung** Die Hüften werden durch Kniedrehung nach außen bewegt.

**Bein- und Fußübung** Beide Fußspitzen werden gleichzeitig nach vorne in den Boden gedrückt, wodurch sich die Fersen hochheben.

**Brustkorb- und Bauchübung** Der untere Rippenbereich wird auswärts zur Seite gedehnt und der Unterbauch auf Höhe des Brustbeins angehoben.

**Rückenübung** Der Rücken wird in die Lehne gedrückt.

**Kopf** Der Hinterkopf wird in die Rückenlehne bzw. Kopfstütze gedrückt.

**Kinnübung** Kinn und Unterkiefer werden senkrecht nach unten gezogen.

**Augenübung** Die Augen werden geschlossen beziehungsweise man wird sich des bestehenden Lidschlusses bewusst.

**Stirnübung** Der Stirnmuskel wird durch leichtes Anheben der Augenbrauen angespannt.

Wenngleich es kaum Vergleichsstudien zwischen PR, PRT und SR gibt, deuten die wenigen Befunde, die Effizienz betreffend, auf keine signifikanten Unterschiede zwischen den beiden Verfahren bei normalgesunden Versuchspersonen hin (Salt u. a. 1997). Dennoch lassen sich aus theoretischen Erwägungen unterschiedliche Indikationen für beide Herangehensweisen ableiten (siehe auch Tabelle 4 , S. 44).

Gerade bei bestehenden Schmerzen kommt die PR oft an ihre Grenzen, da ein zusätzliches Anspannen der bereits überspannten Muskulatur mit weiteren Schmerzen verbunden ist. Bestimmte Übungen können deshalb gar nicht durchgeführt werden, da eine Verbindung von Schmerz und Entspannung unbedingt zu vermeiden ist. Die Angabe, die Muskeln nur sanft anzuspannen, sodass die Schmerzen nicht zu stark werden, kann zwar sinnvoll sein, um die Schonhaltung und damit verbundene Schmerzen aufzugeben, doch sind damit Kurs- und Übungsabbrüche nahezu vorprogrammiert. Diese Gefahr besteht bei der physiologischen Entspannung nach Mitchell nicht, da hier die Gegenspieler der angespannten

Muskeln aktiviert werden, was völlig schmerzlos sein sollte. Bei Muskelhartspann ohne Schmerzen ist dagegen die PR die Methode der Wahl, da sie die physiotherapeutische Lockerung unterstützen kann.

Die körperorientierten Entspannungsformen PR und SR eignen sich präventiv, kurativ und rehabilitativ bei akuten und chronischen Belastungssituationen, wenn Entspannungskompetenz gewünscht ist. Sie eignen sich aber auch bei funktionellen Erkrankungen, bei denen es um psychophysiologische Balance geht (Krampen 2019).

## Das Progressive Relaxationstraining: eine Variante der PR

Das Progressive Relaxationstraining (PRT) basiert im Grunde auf der Adaptation der PR für verhaltenstherapeutische Zwecke von Wolpe (1958), der das Original hinsichtlich der Übungsdauer und der Anzahl der Muskelgruppen stark verkürzte, mit der Atmung verband und vor allem Wert auf das Kontrasterleben zwischen An- und Entspannung durch starke Anspannung legte. Er nutzte diese Form der Entspannung u. a. zur Behandlung von Angststörungen, insbesondere zur Behandlung von Phobien im Rahmen der sogenannten systematischen Desensibilisierung, bei der die Patienten und Patientinnen dabei unterstützt werden, sich ihren Ängsten zu stellen und Vermeidungsverhalten abzubauen. Die selbstkontrollierte Entspannung wurde hierbei als erlernbare Alternative zur Angstreaktion und somit letztendlich zu deren Löschung eingesetzt. Diese individualisierte Modifikation der PR wurde dann von Bernstein und Borkovec (1975) noch einmal überarbeitet, systematisiert und durch weitere Reduktion an Muskelgruppen und mit verkürzter Übungszeit zu einem sowohl im Einzelsetting als auch im Gruppentraining gut erlern- und praktizierbaren Entspannungstraining weiterentwickelt, dem heutigen PRT.

Die nachfolgende Praxisübung ist eine leicht abgewandelte Langform des PRT (Bernstein u. a. 1975). Dabei wurden Bewegungsalternativen ausgewählt, die sich streng an das Prinzip anlehnen, nur die Muskeln anzuspannen, die stressbedingt aktiviert werden, nicht aber deren Gegenspieler. Die Übung setzt das inhärente Prinzip der PR konsequent um: Es geht darum, die zu Verspannung neigende Muskulatur über das Ruhelevel hinaus zu entspannen. Zum Beispiel wird bei den Gesichtsübungen bewusst mit dem sog. Stirnrunzler (Musculus corrugator supercilii) geübt, ein Muskel, der voll angespannt ist, wenn wir angestrengt nachdenken oder Schmerz verspüren, während der Stirnmuskel (Musculus frontalis), auch »Augenbrauenheber« genannt, anders als in der »simple relaxation« Mitchells hierbei nicht trainiert wird. Das dargestellte Vorgehen entspricht ansonsten weitgehend dem eigentlichen Standardverfahren des PRT (Derra 2017). Die Bewegungen gehören durchaus zu den alternativen Bewegungsformen, wie sie von den Entwicklern des PRT vorgeschlagen wurden, mit dem Unterschied, dass hier allein die anspannungsfördernden Varianten im Vordergrund stehen (Bernstein u. a. 2000).

**TABELLE 4** Vergleichende Gegenüberstellung von PR, PRT und SR

| | PR | PRT | SR |
|---|---|---|---|
| **Prinzip** | sensomotorisch | aktiv, posttonisch | passiv, reziprok |
| **Dauer** | lang | kurz | individuelles Timing |
| **Signal** | keines | »Relax« | »Stopp« |

Ein vollständiger Überblick der Alternativbewegungen der PR findet sich bei Hartmann-Strauss (2020). Dort werden allerdings auch Bewegungen aufführt, die eigentlich der SR entstammen und im Lauf der Zeit mehr und mehr in das Repertoire der PR übernommen wurden. Weggelassen wurden hier lediglich zwei Übungen des Trizepses und der Augen, da diese, die in abgewandelter Form bei der SR auftauchen, primär mit Entspannungsaktivität verbunden sind. Es besteht somit die Möglichkeit, beide Verfahren miteinander zu kombinieren: Nach fachlichem Ermessen lassen sich die einen oder anderen Muskelgruppen auswählen, wohlwissend um die Wirkung der Übung. Auch die Gruppierung der Übungen in fünf Bereiche wurde hier so vorgenommen, dass eine direkte Entsprechung zur SR besteht. Es sei nochmals bemerkt, dass diese Auswahl eine vollständige und legitime PRT-Variante darstellt, aber auf rein theoretischen Überlegungen basiert und nicht das komplette, klinisch geprüfte Standardverfahren wiedergibt. Wir empfehlen sie deshalb auch nur im Rahmen individueller psycho- bzw. physiotherapeutischer Praxis bei begründeter Indikation, während für präventive Entspannungs- und Stressbewältigungstrainings auf die einschlägige und erprobte Standardvariante (siehe Derra 2017) zurückgegriffen werden sollte. Die Anspannungszeit beträgt beim PRT fünf bis sieben Sekunden, die Entspannungsphase so um die dreißig bis vierzig Sekunden. Neue neurophysiologisch orientierte Ansätze empfehlen dagegen 15 bis zwanzig Sekunden, sowohl für die An- als auch die Entspannung (Derra 2017).

**Praxisübung: PR-Variation**

**Händeübung** Die Hand wird zur Faust geballt. Die Übung wird abwechselnd mit beiden Händen ausgeführt, beginnend mit der dominanten.[8]

**Armübung** Beide Unterarme werden in Richtung des Körpers angezogen, wobei sich die Hände zu den Schultern hinbewegen und somit der Bizeps angespannt wird.

**Stirnübung** Die Augenbrauen werden in Richtung Stirnmitte und Nasenwurzel zusammengezogen.

**Kieferübung** Die Mundwinkel werden gerade nach hinten in Richtung des Kopfansatzes gezogen.

**Nackenübung** Das Kinn wird zum Brustkorb auf Ebene des Schlüsselbeins geneigt.

**Schulterübung** Die Schultern werden senkrecht in Richtung der Ohren hochgezogen.

**Bauchübung** Der Bauch wird eingezogen und die Bauchdecke angespannt.

**Beinübung** Der Gesäßmuskel wird angespannt, indem das Becken leicht von der Unterlage hochgedrückt wird, während die Beine auf dem Boden stehenbleiben.

**Fußübung** Beide Fußspitzen werden gleichzeitig in Richtung des Kopfes gezogen.

Danach wird mindestens für zwei Minuten geruht.

**TIPP** PR und SR bieten sich einzeln oder auch in Kombination für den Einsatz bei Flügen und leichter Aviophobie an. So empfehlen einige Fluggesellschaften gerade bei Langstreckenflügen in ihren Bordbroschüren Übungen zum Entspannen der Beine und zur Vermeidung von Reisethrombosen, die in Teilen von PR und SR inspiriert sind. Eine Übungsfolge könnte so aussehen: Faustballen (PR) oder Fingerspreizen (SR) zum selbstberuhigenden Einstieg in die Übung, anschließend Gesäß anspannen, so als wollte man vom Sitz aufstehen (PR), oder Knie leicht nach außen drehen und somit Hüften anspannen (SR), und zum Abschluss Zehen in Richtung des Körpers ziehen (PR) oder Fersen heben

8 Bei bestimmten, z. B. schmerzhaften, Störungsbildern kann es sinnvoll sein, mit der symptomfreien Seite zu beginnen.

und Zehen gegen Boden drücken (SR). Je nachdem, in welchem Verfahren man die meiste Erfahrung hat, kann man allein ein- bis zweimal die Übungen des beherrschten Verfahrens durchführen oder sie wie oben beschrieben kombinieren, wobei man jede Übung nur einmal durchführt. Diese Übungen eignen sich gut zur Durchführung im Flugzeugsitz und fördern durch die an- und entspannenden Muskelbewegungen den venösen Blutkreislauf, was als sogenannte Muskelpumpe bezeichnet wird. Auf diese Weise kann man thrombotischen Beschwerden entgegenwirken.

## Gängige Fehlgriffe beim Üben

Das Loslassen sollte genauso stetig erfolgen wie das Anspannen und auf keinen Fall ruckartig sein oder zu entgegengesetzten Bewegungen führen. Beispielsweise sollte man nach dem Ballen der Faust diese lediglich öffnen, ohne die Finger in Gegenrichtung zu spreizen, was wieder mit einer Anspannung verbunden wäre. Beim Faustballen ist darauf zu achten, den Daumen außen zu lassen, da ansonsten keine optimale Anspannung aufgebaut werden kann.

**TIPP** Es ist darauf zu achten, die Übungen achtsam durchzuführen. Es liegt in der Natur des Übens, dass unser Geist bei Wiederholungen die Bewegungsabfolgen irgendwann so verinnerlicht hat, dass er sie automatisiert. Er schaltet dann gerne in den sogenannten Autopilotenmodus, wobei er die Übung beiläufig zum Denken durchführen kann. Das heißt, man führt zwar die körperlichen Entspannungsübungen durch, aber die Gedanken können wieder mehr und mehr in den Vordergrund treten und einer mentalen Entspannung im Wege stehen. Demnach ist es wichtig, die Aufmerksamkeit beim Üben immer wieder auf das körperliche Gewahrsein zu lenken. Nur so kann man auch den Kopf wieder freikriegen. Das gelingt besonders leicht, wenn man bereits längere Erfahrung mit der PR oder SR hat.

Man erlebt immer wieder, dass bei den Übungen zum Kieferbereich empfohlen wird, die Mundwinkel so anzuspannen, als ob man lächeln würde. Davon ist abzuraten. Die Mundwinkel sollten zwar angepresst, aber so gerade, also so horizontal wie möglich nach hinten in Richtung der Ohren gezogen werden, als ob man Missmut zum Ausdruck bringen wollte. Es geht bei der PR darum, »ungesunde« Anspannungen abzubauen. Und das Lächeln ist eine Anspannung, die man sich auf keinen Fall abtrainieren sollte, denn Lachen ist ja bekanntlich die beste Medizin.

Anders dagegen der Schmollmund, der sich durchaus optimal zur Anleitung und Vorstellungshilfe für die Anspannung der Lippen eignet. Das Zusammenpressen der Lippen ist oftmals die empfehlenswertere Übung für den Mundbereich im Gegensatz zum beim PRT vorgeschlagenen Aufeinanderbeißen der Zähne. Zwar muss man bei Anforderungen – wie der Volksmund sagt – die Zähne zusammenbeißen, aber gerade bei Problemen wie dem Zähneknirschen oder dem Aufeinanderpressen der Zähne (Bruxismus) ist das Lippenpressen die zahnschonendere Variante. Beim Bruxismus berichten Patienten und Patientinnen oftmals, dass sie die zahnmedizinisch verschriebene Aufbissschiene nicht mehr nutzen, da sie eh nichts an der Ursache des Knirschens ändere und sie deshalb gern eine Entspannungstechnik lernen möchten. Auch wenn die Zahnschiene die Überanspannung des Kaumuskels nicht vermeidet, so sollte sie dennoch auch während einer Entspannungstherapie getragen werden, um vor weiterem Zahnabrieb zu schützen, und erst bei einsetzendem Therapierfolg wieder abgesetzt werden.

In einigen Anleitungen wird empfohlen, bei den Kopfübungen den Kopf zur Seite hin anzuwinkeln und bei den Beinübungen die Füße leicht anzuheben. Beides sollte tunlichst vermieden werden, insbesondere bei Personen mit Anspannungen im Nacken- und Rückenbereich, da dies zu ungünstigen Belastungen der Wirbelsäule und der Lendenwirbel (zervikale) und den Hals betreffenden (lumbale) Muskulatur führen kann. Im Gegensatz dazu sollte der Kopf nur nach vorn und nach hinten geneigt sowie horizontal nach links und nach rechts gedreht werden. Die Füße sollten stets im Kontakt mit dem Boden bleiben, während entweder nur die Zehen oder die Fersen gehoben werden.

Die PR ist keine Atemtechnik und es bedarf demnach während des Übens auch keiner speziellen Anpassung der Atmung. Im Gegenteil: Sie sollte so natürlich wie möglich sein, damit sie im Zuge der Entspannungsübung ihr eigenes, ganz entspanntes Atemmuster findet. Eine Pressatmung oder ein Blockieren der Brustmuskeln und des Zwerchfells ist auf jeden Fall zu vermeiden, da dies zu unerwünschten Verspannungen der Atemmuskulatur und zu übermäßigem Druck im Bauchraum und zur Belastung des Herzkreislaufsystems führen kann. Um Atemblockaden gänzlich zu vermeiden, empfiehlt sich gerade bei PRT-Übungen, welche die Atem- und Atemhilfsmuskulatur einbeziehen, d.h. Schultern, Brust und Bauch, diese an die Atmung zu koppeln und den Atemrhythmus vorzugeben. Dazu leitet man die Trainierenden an, tief einzuatmen, die Muskeln für maximal fünf Sekunden anzuspannen und den Atem während der Anspannung maximal zwei Sekunden anzuhalten und beim tiefen Ausatmen wieder ganz allmählich loszulassen. Im Anschluss können indirekte Suggestionen folgen. So kann man die Trainierenden wahrnehmen lassen, wie ruhig und gleichmäßig sie atmen (Bernstein u.a. 2000).

Alternativ und falls man die Schultern oder den Bauch länger anspannen will, ist darauf zu achten, die Trainierenden während der Anspannung daran zu erinnern, ganz normal weiter zu atmen.

Abgesehen von den Übungen, die wie beschrieben mit der Atemmuskulatur assoziiert sind, ist die Dauer und Intensität der An- und Entspannung noch ein Diskussionspunkt. So wird bei dem PRT zur schnellen Beruhigung eine verkürzte Anspannungszeit und stärkere Kraftaufwendung als bei der ursprünglichen PR gewählt. Dies mag bei vielen psychischen Problematiken wie z. B. der Emotionsregulation zur Wutkontrolle oder zum Angstabbau sehr hilfreich sein, bei psychosomatischen Erkrankungen wie somatoformen Schmerzen oder Erschöpfungssymptomen sind längere Anspannungsdauern und schwächere Kontraktionen sinnvoller. Während eine kurze, kräftige Anspannung helfen kann, sich wieder »in den Griff« zu bekommen, kann längere, moderatere Anspannung dagegen das Bewusstsein für körperliche Zusammenhänge schärfen und helfen, aus Teufelskreisen wie Spannungsschmerzkreisläufen herauszukommen. In diesem Sinne gibt es durchaus gute Gründe, das PRT upzudaten und je nach Störungsbild mit kürzeren oder längeren Spannungsphasen zu arbeiten. Aus neurophysiologischer Sicht genügt dabei in aller Regel ein Maximum von ca. zwanzig Sekunden, da der Muskel in dieser Zeit bei den PRT-üblichen Kontraktionen von allein ermüdet und eine posttonische Entspannung eintritt (Derra 2017).

Ein wichtiger Aspekt bei allen Entspannungsverfahren ist ihr Transfer in den Alltag. Deshalb sollte darauf geachtet werden, dass die Trainierenden neben den formalen Übungen auch bei Alltagstätigkeiten an die Entspannungsübungen denken und diese in angelehnter Form praktizieren. Gerade die PR eignet sich gut dazu. Beispielsweise könnte man in der Warteschlange an der Kasse des Supermarktes die Hände anspannen, indem man den Griff des Einkaufswagens fester anfasst, oder im Stau des Feierabendverkehrs das Steuerrad fester umgreifen. Zwischendurch könnte man auch mal die Luft anhalten (PR) oder bewusst mit dem Zwerchfell atmen (SR). All das kann den Alltagstransfer begünstigen und vermeiden, dass man gleich in Panik gerät oder »in die Luft geht«.

**FALLBEISPIEL 1** Eine 42-jährige Patientin litt nach einem schweren unverschuldeten Autounfall und chirurgischen Eingriffen an der Wirbelsäule unter chronischen Rückenschmerzen (ICD-10-Code: R52.1), die sich unter anderem in einer wiederkehrenden schmerzhaften Spastik der Rückenstreckmuskulatur zeigte. Sie begab sich zu einer Biofeedbackbehandlung in die Praxis. Die elektromyografische Eingangsuntersuchung offenbarte dabei einen einseitig stark erhöhten Ruhetonus im Vergleich zwischen den linken und den rechten Rückenstreckern. Neben medikamentöser und Physiotherapie gab die Patientin während der Anamnese auch an, PR inklusive entsprechendem Schulterheben trainiert zu haben, ohne anhaltenden Erfolg hinsichtlich der Schmerzlinderung. Zur Ausbalancierung der Muskulatur wurde mit der Patientin eine Kombination aus den Schulterübungen der Jacobson- und Mitchell-Technik durchgeführt, indem man die Patientin zunächst die Schultern nach oben und dann die Arme nach unten ziehen ließ, um so die Rückenstreckmuskeln indirekt zu strecken und zu stauchen. Beides wurde zweimalig für jeweils circa 15 Sekunden im Abstand von einer Minute Pause durchgeführt. Im Elektromyogramm (EMG) zeigte sich danach unmittelbar ein Absenken des Grundtonus und eine beidseitige Nivellierung auf entspannte Normalwerte unter 10 Mikrovolt (μV). Die Kombinationsbehandlung erschien deshalb effektiv, da sie nicht nur auf eine Reduktion der Eigenspannung mithilfe der PR, sondern auf eine Neueinstellung des für die Muskelkrämpfe verantwortlichen Dehnungsreflexes mittels PR und physiologischer Relaxation abzielte. Da bei derartigen Muskelkrämpfen von einer Verschiebung des durch die sensorischen Muskelorgane eingestellten Istwertes des Muskelspannungsgrades auszugehen ist, erschien es notwendig, diesen wieder neu zu adjustieren – und zwar im Ruhezustand, das heißt während der Passivität des Muskels bei sowohl konzentrischer als auch exzentrischer Bewegung.

# Autogenes Training auf die richtige Formel gebracht

Es ist kaum vorstellbar, ein Buch über Entspannungsverfahren zu schreiben, ohne dass darin das Autogene Training (AT) Erwähnung fände. Das AT gehört neben der PR, die wir im vorangehenden Kapitel behandelt haben, wohl zu den bekanntesten Entspannungsverfahren überhaupt, und dies nicht nur im deutschsprachigen Bereich, sondern auch international. Seinen Ursprung vor etwas mehr als hundert Jahren findet das AT in der Hypnose, genauer in Versuchen, durch Selbsthypnose die aus Trancezuständen bekannten Entspannungsphänomene, etwa Muskelschwere und Leibeswärme, ohne Fremdsuggestionen von außen entstehen zu lassen und somit eine vertiefte Entspannung herzustellen. Sein Begründer, der Nervenarzt Johannes Heinrich Schultz (1932), prägte hierzu das Kunstwort *autogen*, was so viel bedeutet wie von *selbst* (gr.: *autos*) *erzeugt* (lat.: *generare*) und zum Ausdruck bringt, dass es beim AT darum geht, Entspannung eigenständig herbeizuführen.

## »Ich denke, also bin ich ganz ruhig«

Schultz griff dabei die Idee der Autosuggestion auf, wie wir sie in der sogenannten Methode von Coué wiederfinden. Coué war Apotheker, der sich später dem Studium der Psychologie widmete und sich mit der Suggestivwirkung von Worten auf die Wirksamkeit der verabreichten Medikamente – heute würde man vom Placeboeffekt sprechen – beschäftigte. Er kam im Lauf seiner Untersuchungen und Überlegungen zu der Auffassung, dass psychische Leiden, insbesondere depressive Zustände, das Resultat negativer Selbstsuggestionen – im Sinne von: »Ich kann das nicht«, »Ich schaff das nicht« usw. – seien und man diesen entgegenwirken könne, indem man lerne, sie durch positive zu ersetzen. Sein bekanntester Vorschlag dazu ist, folgenden Satz morgens und abends mehrmals auszusprechen oder innerlich aufzusagen: »Es geht mir mit jedem Tag in jeder Hinsicht immer besser und besser!«

Leider sind am Besserwerden oftmals auch noch andere Faktoren beteiligt, die nicht unbedingt im Wirkbereich der eigenen Person liegen, sodass eine derartige Selbsteingebung durchaus an der Realität scheitern kann. Ein Patient kam einmal in die Praxis, weil das AT, das er vor Jahren bei einer Kollegin gelernt hatte und das immer so gut gewirkt hätte, plötzlich wirkungslos geworden sei. Bei genauer Nachfrage stellte sich heraus, dass der Patient instruiert worden war, sich unter anderem die Formel »Ich bin ganz glücklich« zur besseren Lebensführung einzureden. Dies ging so lange gut, bis die Tochter schwer erkrankte, wonach es dem Patienten nicht mehr gelang, sich damit selbst zu beruhigen – man möchte sagen: verständlicherweise.

Hierbei handelte es sich streng genommen auch nicht um richtiges AT, bei dem man sich zwar auch in vergleichbarer Weise Suggestionen vorsagt, doch beziehen sich diese auf realistische Vorsätze und entspannungsmäßig oder meditativ erzielbare Zustände. Beispielsweise lautet die Grundformel des AT: »Ich bin ganz ruhig«. Auch in aufgeregten Momenten und stressigen Situationen kann es ein erklärtes und erreichbares Ziel sein, die Ruhe zu bewahren, um so mit kühlem Kopf handeln zu können. Die Selbstsuggestion kann entsprechend eintrainiert in schwierigen Zeiten helfen, sich so ruhig wie möglich zu verhalten, fast getreu dem Motto: »Keep calm and carry on«.[9] Dies ist beispielsweise etwas, das Personen, die berufsbedingt immer wieder mit Gefahrensituationen konfrontiert sind, etwa Soldaten oder Piloten, immer wieder eintrainieren. In ruhigeren Phasen kann dieselbe Formel dazu genutzt werden, um die Entspannung weiter zu vertiefen. Auf diese Weise kann die entsprechende Ruheformel des AT je nach Anforderungsgehalt der Situation von bestmöglicher Beruhigung bis hin zu maximaler Tiefenentspannung führen.

Das regelmäßige Eintrainieren spezieller Formelvorsätze ist die Grundlage des autogenen Trainings. Hierbei finden sich entspannungs-, symptom- und verhaltensbezogene bzw. meditations- und imaginationsbezogene Formeln, angelegt in den drei Komponenten des AT von der Grund- bis zur Oberstufe (siehe Abbildung 4, S. 52).

Die Grundstufe stellt dabei die eigentliche Entspannungskomponente des AT dar. Sie besteht aus mehreren Formeln, die allesamt der Beruhigung von Körper und Geist dienen (siehe Tabelle 5, S. 53). Die Formeln werden durch inneres Sprechen wiederholt und entfalten somit ihre beruhigende Suggestivwirkung. Als Wirkprinzip liegt dem AT das Phänomen der Ideoplasie zugrunde, wonach bereits das Denken an eine bestimmte Körperreaktion, genauer: die innere Vorstellung

9 Der mittlerweile im englischsprachigen Raum zum geflügelten Wort gewordene Spruch geht ursprünglich auf einen Leitsatz des britischen Informationsministeriums zur Motivationsförderung der britischen Bevölkerung während des II. Weltkriegs zurück. In diesem Zusammenhang sei angemerkt, dass Schultz als wichtiger Mitbegründer der institutionalisierten Psychotherapie während dieser dunklen Zeit in NS-Deutschland gilt und somit auch Licht und Schatten auf seine zumindest opportunistische Persona fiel. Dies schmälert oder entwertet aber in keiner Weise die Methode des AT, die sich unabhängig von seiner Person empirisch und klinisch bewährt hat (Husmann 2015).

ABBILDUNG 4 Behandlungskomponenten des Autogenen Trainings

| | |
|---|---|
| Autogenes Training | Standardformeln (Grundstufe)<br>Zweck: präventiv und rehabilitativ |
| Autogene Modifikation | Zusatzformeln (verhaltens- bzw. organspezifisch)<br>Zweck: kurativ |
| Autogene Imagination bzw. Meditation | Meditations-/Imaginationsformeln (Oberstufe)<br>Zweck: kreativ |

einer solchen Körperreaktion, einen nervlichen Impuls in diese Richtung auszulösen vermag. Das heißt, dass aus der Idee einer physischen Verhaltensweise heraus diese tatsächlich beginnt, sich körperhaft, also »plastisch« zu formen.

Dies lässt sich leicht mit der Zitronenübung demonstrieren, bei der man sich für eine gewisse Zeit möglichst bildhaft vor dem inneren Auge eine Zitrone vorstellt, die man im Lauf der Übung in mehrere, grobe Scheiben schneidet, um dann in eine dieser Scheiben kraftvoll hineinzubeißen, während man dabei ganz genau auf den rausspritzenden Saft achtet und sich dessen sauren Geschmacks und Geruchs gewahr wird ... Vielleicht ist auch Ihnen nun bereits beim Lesen dieser Zeilen das Wasser im Munde zusammengelaufen. Oder hat es Ihnen den Mund zusammengezogen? Wenn ja, so sind Sie gerade selbst Zeuge eines ideoplastischen Vorgangs geworden. Und es hat sie möglicherweise sogar etwas amüsiert, denn sauer macht ja bekanntlich lustig ... und wenn Sie jetzt leicht schmunzeln müssen, sehen Sie, wie sich eine Idee nicht nur auf ihren Körper auswirken kann, sondern sogar auf ihre Laune bzw. Stimmung.

Die Autosuggestionen beim AT beziehen sich selbstverständlich nicht auf Zitrusfrüchte oder Geschmackserlebnisse mit anderen Obstarten, sondern auf das vorgestellte Erleben von Entspannungserfahrungen, wie das Lockerwerden der Muskeln, das Senken des Blutdrucks oder das Verlangsamen von Atmung und Herzschlag. Dabei stellt man sich diese Erlebnisse nicht unbedingt direkt vor, sondern nur die sensorischen Empfindungen, die damit verbunden sind. So geht eine Muskelentspannung mit einem Gefühl der Schwere einher, da die Muskeln nicht mehr gegen die Schwerkraft ankämpfen. Die Blutdruckminderung fußt auf einer Erschlaffung der Kreislaufgefäße, was von einem Wärmeerleben begleitet ist. Auf

**TABELLE 5** Autogene Formeln (nach Schultz 2016)

| | Übung | Formelvorsatz |
|---|---|---|
| Basisübungen | Ruhetönung | Ich bin ganz ruhig.<br>abwechselnd mit der nächsten Übung und Wiederholung bei Bedarf |
| | Schwerekonzentration | Der rechte Arm ist schwer. |
| | Wärmeerlebnis | Der rechte Arm ist warm. |
| Organübungen | Atemeinstellung | Die Atmung ist ruhig (und gleichmäßig). |
| | Herzregulierung | Das Herz schlägt ruhig (und regelmäßig). |
| | Bauchorganregulierung | Das Sonnengeflecht ist strömend warm. |
| | Kopfbereichseinstellung | Die Stirn ist angenehm kühl. |
| Neutralisierung | | Geräusche (sind) ganz gleichgültig o. Ä. |

diese in Worten ausgedrückten Körpererlebnisse gilt es sich dann zu konzentrieren, während sie einem Mantra gleich aufgesagt werden.

Die Formeln der Grundstufe erfassen alle erdenklichen Entspannungsbereiche, von der Muskelentspannung über Herzkreislauf-, Atem- und Verdauungsregulation bis hin zu innerer Ruhe und mentaler Coolness. Ruhe-, Schwere- und Wärmeformeln stellen dabei die Basisübungen, die restlichen vier die Organübungen dar. Daneben gibt es noch eine zusätzliche Neutralisierungsformel, die man bei Bedarf einbeziehen kann. Sie dient dazu, störende Umweltreize oder innere Reize, wie etwa Geräusche oder sich aufdrängende Gedanken auszublenden. Die Idee dabei ist, dass man nicht zwei Gedanken gleichzeitig haben kann. Die wiederholte Fokussierung auf eine positive AT-Formel führt dazu, dass sie mehr und mehr die spontan auftretenden Störgedanken verdrängt. Die Neutralisierungsformel kann auch bei störenden Sensationen verwendet werden, z. B. bei einem zunehmenden Schluckreflex infolge der entspannungsinduzierten Steigerung des Speichelflusses, im Sinne von »Schlucken ganz gleichgültig«. Die Neutralisierungsformel dient aber nur zur Neutralisation von leichten Außen- oder Innenreizen beziehungsweise Gedankenabschweifungen. Im Falle ausgeprägter Krankheitssymptome sowie belastender oder bedeutsamer Gedanken ist vom Versuch des Neutralisierens abzusehen und eine psychotherapeutische Behandlung mit psycho- oder verhaltensanalytischer Klärung vorzuziehen, gerne auch mittels der Aufbaustufe des AT (s. u.).

Die Grundstufe des AT mit ihren standardisierten Formelvorsätzen wurde in der Folge immer mal leicht adaptiert, was die Formulierungen angeht, vor allem auch, um diese zu vereinfachen. In der Literatur zum AT findet man deshalb leichte Variationen zu den Originalformeln (Schultz 2016). Aus psychophysiologischer Perspektive ist es wichtig, bei den genauen Wortlauten zu bleiben, wie weiter unten gezeigt wird. Für weiterführende Darstellungen der Methode sei auf die einschlägige Literatur verwiesen (Brenner 2004).

Der Begriff »autogen« impliziert, dass die Trainierenden die Übungen autosuggestiv durchführen. Im engeren Sinne sind Übungen, bei dem die Formeln heteroinstruktiv, also von einer anderen Person vorgesprochen werden und die Trainierenden allein diesen von einer anderen Person gesprochenen Formeln zuhören, ohne sie selbst innerlich zu rezitieren, an sich kein AT. Während Schultz es dabei sehr streng nahm und darauf bestand, während des Anleitens der AT-Übungen keine Formeln vorzusagen, erscheint es gerade zu Beginn des Trainings, beim Einführen der Formeln, sinnvoll, diese vorzusprechen, damit sie besser und korrekter eingeprägt werden können und die Konzentration darauf besser gelingt. Mit zunehmender Übungspraxis kann sich der Kursleitende dann mehr und mehr zurücknehmen. In diesem Sinne ist das Üben mit Audioaufnahmen auf CDs oder Hörbüchern ebenfalls als suboptimal zu werten, da es dem autogenen Prinzip entgegensteht. Ausnahmen stellen Audiodateien dar, die entsprechende Anleitungen zum Aufbau autogener Formulierungen enthalten (Derra 2010 a, b).

# Maßgeschneiderte Formeln

In Tabelle 5 (S. 53) sind für die Herzregulierung und die Atemeinstellung sowohl die verkürzten als auch die erweiterten Formeln angegeben. Die Langformen sollten, wenn man sie gebraucht, nur in diesem Wortlaut verwendet werden. Und die Begriffe »gleichmäßig« und »regelmäßig« sollten nicht vertauscht werden. Regelmäßig bezieht sich nämlich auf den zeitlich geordneten Pulsschlag und seine neuronale *Regelung* durch Sympathikus und Parasympathikus.[10]

Dass die zeitlichen Abstände zwischen den Pulswellen ganz regelmäßig variieren und demnach eben nicht gleichmäßig sind, haben wir bereits besprochen. Im Schultz'schen Original heißt es sogar: »Das Herz schlägt ruhig, *kräftig* und

10 Der Herzrhythmus wird von den Impulsen der natürlichen Schrittmacher im Herzen selbst vorgegeben und gesteuert. Das vegetative Nervensystem passt die Sollgröße des Herzschlags an den Bedarf an und moduliert, d. h., reguliert diesen. Der Sympathikus kann zusätzlich und noch bedarfsabhängig die Kontraktionskraft des Herzmuskels steigern.

regelmäßig.« Ein kräftiger Herzschlag kann bekanntlich Ausdruck eines gesunkenen Blutdrucks und somit tiefer Entspannung sein. Bei einigen Trainierenden, die von diesem verstärkt wahrnehmbaren Herzklopfen irritiert sind, kann der Verweis auf die Ursprungsformel und darauf, dass es sich dabei um eine normale Entspannungsreaktion handelt, bereits beruhigend wirken. Es zeigt sich hier die Verwobenheit zwischen der gedanklichen Einstellung auf die inneren körperlichen Prozesse und der bewussten Innenwahrnehmung der Organe, der sog. Viszerozeption.[11] Das Vorstellen einer Beruhigung des Herzens vermag, die autonome Regelung der Herztätigkeit neu einzustellen. Zugleich erfährt die übende Person das rückgekoppelte Signal von ihrem Herzen, so als würde sich dadurch eine Tür öffnen, die Einblick gibt zum inneren Milieu.

– »Man sieht nur mit dem Herzen gut.« – *Antoine de Saint-Exupéry (französischer Schriftsteller)*

In der erweiterten Atemformel bedeutet das Wort *gleichmäßig*, dass das *Maß*, also das Volumen an ausgeatmeter Luft *gleich* dem der eingeatmeten ist. Es hat somit nichts mit gleicher Ein- und Ausatmungszeit zu tun, denn aufgrund des höheren Atemwiderstandes beim Ausatmen dauert dieses bei gleichem Atemvolumen länger als die Einatmung. Bei einer gleichmäßigen Atmung ist folglich die Ausatmungszeit in etwa um das Anderthalbfache länger. Bei einer viersekündigen Einatmung braucht man somit 4 x 1.5 = 6 Sekunden, um das gesamte eingeatmete Luftvolumen wieder auszuatmen (zur optimalen Vermittlung der Atemformel siehe auch S. 53). Die erweiterten Herz- und Atemformeln berücksichtigen somit genaue psychophysiologische Gesetzmäßigkeiten, weswegen Abweichungen davon – abgesehen von Verkürzungen – nicht ratsam sind.

Neben der Grundstufe gibt es wie bereits oben erwähnt weitere Stufen. Anders als man vielleicht auf den ersten Blick meinen könnte, dienen diese aber nicht einer weiteren Vertiefung der durch die Grundstufe herbeigeführten Entspannung. Wenn man die Grundstufe des AT gut beherrscht, so trägt man damit sozusagen bereits den »schwarzen Gürtel« in puncto Entspannung. Die Funktion der anderen Stufen liegt darin, dass man das Prinzip der Selbstsuggestion nutzt, um bestimmte Symptome zu beeinflussen oder Veränderungen im eigenen Verhalten herbeizuführen oder sich, wie bei der Oberstufe, mental noch tiefer in meditative Zustände zu versenken. Bei der Fortgeschrittenenstufe geht es also darum, dass man spezifische

11 Die Viszerozeption stellt zusammen mit der Propriozeption die Eigenempfindung (Interozeption) dar. Die Viszerozeption bezieht sich auf die Wahrnehmung der inneren Organvorgänge, die Propriozeption auf die sensiblen Erfahrungen des Bewegungs- und Halteapparates (s. u.).

Vorsätze bildet, die einen bei der Lösung bestimmter Probleme unterstützen, sei es körperliche, vor allem psychosomatische Beschwerden zu lindern oder Problemverhalten wie etwa Rauchen oder emotionales Essen abzutrainieren. Hierbei werden zusammen mit den Hilfesuchenden Formeln entwickelt, die individuell auf das Problemverhalten oder die Symptomatik zugeschnitten und ausschließlich positiv formuliert sind und einer spezifischen Syntax folgen. Da diese Formeln hoch individualisiert sind, vermeiden wir es an dieser Stelle, Beispiele zu nennen, um zu verhindern, dass sie als Blaupause für eventuelle AT-Zusatzformeln dienen. Generell ist aber auch bei der Grundstufe darauf zu achten, dass die Trainierenden keine eigenen Formelvariationen erfinden und verwenden. Manche haben die Tendenz, sich spontan Formeln auszudenken, z. B. die Ermutigungsformel »Ich habe keine Angst« in angstbesetzten Situationen. Da unser Gehirn auch bei einer derartigen Formel assoziativ an die Angst denkt, ist sie als kontraproduktiv zu werten. Die Aufbaustufen des AT sind als psychotherapeutische Methodik zu betrachten und damit Psychotherapeuten und -therapeutinnen mit entsprechender Weiterbildung vorbehalten. Um einen Eindruck zu gewähren, sei ein Fallbeispiel aufgeführt.

**FALLBEISPIEL 2** Einer der Autoren entwickelte, da er unter Zahnfleischbluten litt, das auch trotz zahnmedizinisch empfohlener Hygiene mit Mundddusche und Interdentalborsten nicht vollständig zurückging, eigens eine Zusatzformel zur Symptomreduktion. Hierbei zielte er darauf ab, den Speichelfluss vermehrt anzuregen, da Mundtrockenheit ein begünstigender Faktor für Zahnfleischbluten darstellen kann. Da der Speichelfluss parasympathisch getriggert wird und sich bei Entspannung verstärkt, erschien dies als sinnvoller Ansatzpunkt. Bei der Beschäftigung mit der Thematik und adjustierender Einübung ergab sich die Formel: »Mundraum frisch und klar«, die bildhaft mit der Idee von glasklarem Wasser in einem Gezeitenpool an der Nordsee verbunden war. Ihr regelmäßiger Einsatz verhalf, das gesundheitliche Problem in Kombination mit der Zahnhygiene völlig zu beheben.

## »Klares Köpfchen muss man haben!«

Das AT wird von Schultz als konzentrative Entspannungstechnik bezeichnet, was auf die der Methode inhärente Fokussierung der Aufmerksamkeit auf die Formelinhalte sowie das innere Erleben abzielt. Hierdurch wird die Konzentrationsfähigkeit eintrainiert, was es erlaubt, gedanklich weniger abzuschweifen

und mental besser »am Ball zu bleiben«. Auf diese Weise lässt sich durch das AT die Daueraufmerksamkeit, die sogenannte Vigilanz, steigern und damit auch die mentale Leistungsfähigkeit. Dies wird bereits in der Grundstufenübung zur Stirnkühle explizit aufgegriffen, wenn suggeriert wird, einen kühlen und somit klaren Kopf zu bewahren. In diesem Sinne kann das AT im Beruf die Konzentriertheit fördern und im Studium sogar zwei Fliegen mit einer Klatsche schlagen, indem es etwa bei Prüfungen die Prüfungsangst mildern und zugleich die Prüfungsleistung optimieren kann. Wir erinnern uns an einen erschöpfungsgefährdeten Patienten mit der inneren Einstellung, der Arbeitsplatz sei zum Arbeiten und nicht zum Erholen da. Diesem Patienten gelang es erst dann, das AT in seinen Arbeitsalltag zu integrieren, als ihm vermittelt wurde, dass Entspannung ihn nicht nur vor dem Ausbrennen schützen, sondern sogar den Arbeitsprozess positiv beeinflussen könne. Ebenso bietet sich das AT im Sport an, etwa im Biathlon, bei dem es nach dem Skilanglauf gilt, den Puls fürs Zielscheibenschießen optimal runterzufahren und die Aufmerksamkeit ganz auf die Peilung hinzulenken und so eine bessere Treffleistung zu erzielen. Das AT kann also auch als eine Art Mentaltraining eingesetzt werden, wobei man hier auf spezielle, für den Wettbewerb und die Bewegungsausführung maßgeschneiderte Formeln zurückgreifen würde.
Den Kopf freizukriegen von Alltagsgedanken, ist Sinn und Zweck der Oberstufe des AT, die man als Autogene Meditation oder Imagination bezeichnet. Hierbei nutzt man das autogene Prinzip und den durch die Grundstufe erzielten Tiefentspannungszustand, um darauf aufbauend mit spezifischen Formeln mentale Vorstellungen, z. B. von Farben und Formen, hervorzurufen, auf die man sich dann voll und ganz besinnt (Brenner 1999, Michaux 2021). Es ist eine Form der Meditation, bei der man sich innerlich erfahrbaren Geistesinhalten zuwendet und den rationalen Gedankenfluss zeitweise beruhigt oder gar zum Stillstand bringt. Durch dieses Umgehen des bewussten Denkens kann ein Zugang zu unbewussten Reflexionen hergestellt werden, was sonst so ähnlich nur unter Hypnose oder im luziden Traum erfahrbar ist. Die Oberstufe kann auf diese Weise zur Persönlichkeitsentwicklung genutzt werden, indem intensiver über innere Beweggründe sinniert und die Selbsterkenntnis gefördert werden kann. Auch ihre Anwendung gehört in die Hände entsprechend ausgebildeter Psychotherapeuten und -therapeutinnen, die bei der Einordnung der gemachten Erfahrungen hilfreich zur Seite stehen und abklären können, unter welchen Umständen und für wen diese Form der Meditation geeignet ist.

## »Es werde Licht!«

Das AT wurde durch Schüler von J. H. Schultz nach Amerika und sogar nach Japan gebracht und hat sich fortan international weit verbreitet. Dabei kam es zu unterschiedlichen Rezeptionen und kulturspezifischen Adaptionen. In romanischen, insbesondere frankophonen Ländern ist das AT vor allem in einer abgewandelten Form bekannt, die dem klassischen AT noch entspannungsinduzierende Bewegungsabläufe voranstellt und imaginative Vorstellungsbilder hinzufügt, mit dem Ziel, den Zugang zum AT zu vereinfachen sowie seinen Effekt noch weiter zu vertiefen – wenngleich sich diese Weiterentwicklung etwas vom eigentlichen Esprit des AT entfernt (Michaux 2022).

Auch wenn es wenige vergleichende Untersuchungen zu den verschiedenen Weiterentwicklungen des AT gibt, gehört das AT neben der PR sicherlich zu den wissenschaftlich am besten beforschten Entspannungsverfahren, von dem wir nicht nur wissen, dass es wirksam ist, sondern auch, wie es psychophysiologisch wirkt (Diehl 1987). Diese Aussage steht etwas in Gegensatz zu dem Fazit der bisher größten Psychotherapievergleichsstudie von Grawe und Mitarbeitenden (1994), bei der das AT – verglichen mit anderen Techniken, u. a. der PR – ziemlich schlecht abschnitt.

Hierzu muss jedoch gesagt werden, dass die Analyse von Grawe, auch wenn sie immer wieder als Metaanalyse bezeichnet wird, strenggenommen nur eine Quasimetaanalyse ist. So wurden in der sehr aufwendigen Studie aus verschiedenen Gründen nicht die aggregierten Effektstärken berechnet, was statistisch korrekter gewesen wäre. Stattdessen wurde ein Effektivitätsmaß ermittelt, das angibt, wie häufig ein bestimmtes Verfahren sich in Untersuchungen als signifikant wirksam erwies. Dies führte dazu, dass beispielsweise die PR besser als das AT dastand, ganz einfach deshalb, weil es viel mehr Studien zur PR gab und die PR als Entspannungsmodul in verhaltenstheoretischen Stressbewältigungs- und Therapieverfahren genutzt und somit häufiger erforscht wurde. Insbesondere in der Technik zur systematischen Desensibilisierung wird die PR als zentraler Entspannungsbaustein eingesetzt.

Also Masse statt Klasse, denn aus dem Fundus an Untersuchungen lässt sich nicht die Effektivität ableiten, da sie keine Aussage darüber ermöglicht, wie groß die entsprechenden Veränderungen in ausgewählten Zielvariablen war – genauso wenig, wie die Helligkeit ergo Lichtstärke in einem Raum davon abhängt, wie häufig man den Lichtschalter betätigt. Auch wenn die Replikation von Wirksamkeitsnachweisen ein wichtiges wissenschaftliches Kriterium darstellt, ist die alleinige Häufigkeit an Befunden kein direktes Zeichen für die Stärke ihrer Effektivität. Genauso wenig wie es im Zimmer heller wird, das heißt, die Lichtstärke sich steigert, je häufiger man den Lichtschalter drückt, genauso wenig erhöht sich die Wirkgröße einer Intervention, je öfter man sie misst. Man weiß nur, dass das Licht bzw. die Technik verlässlich funktioniert. Hinzu kam noch, dass das AT in den berichteten Studien zum Teil als aktive Vergleichsintervention gegenüber einer psychotherapeutischen Maßnahme eingesetzt wurde, womit bei der Berechnung des Wirksamkeitsmaßes im Grunde Äpfel mit Birnen verglichen wurden und schon vom Studiendesign mit einer geringeren Effektivität zuungunsten des AT zu rechnen war.

Neuere Metaanalysen bestätigen dem AT eine moderate Wirksamkeit bei einer Vielzahl psychischer und psychosomatischer Störungen und somit seine Bedeutung als Basis- beziehungsweise Kombinationstherapeutikum oder wie Kanfer es nannte: »Aspirin der Psychotherapie« (Seo u. a. 2019, Stetter u. a. 2002). Die Befundlage lässt sich also eher so bewerten, dass PR und AT validierte Verfahren darstellen, deren Effizienz sich in der Praxis bewährt hat, und die Unterschiede zwischen den beiden Verfahren darauf hindeuten, dass es spezifische Eignungen je nach Einsatzgebiet gibt, wo mal das eine und mal das andere zu empfehlen ist.

## Wörter, die man beim Autogenen Training besser nicht verwendet

Bei der AT-Übung zur Regulierung der Bauchorgane bzw. der Verdauung wird heute oft anstelle von Sonnengeflecht oder Solarplexus die Formel mit dem Wort »Leib« durchgeführt, da Ersteres vielen Menschen kein Begriff mehr ist. Dadurch verschenkt man aber die gedanklich-assoziative Wirkung, die mit dem »warmen« Wort »Sonne« verbunden ist. Deshalb sollte man den Trainierenden Informationen zum Sonnengeflecht geben und sie dann selbst entscheiden lassen, welches der Wörter ihnen am meisten zusagt.

Bei der Stirnkühleformel könnte man davon ausgehen, dass das Gefühl der Kühle auf eine Verengung der Blutgefäße im Stirnbereich zurückzuführen sei – umgekehrt zum Wärmeerleben in den Armen und dem Leib, welches ja durch eine Erweiterung der Blutgefäße (Vasodilatation) bewirkt wird. Und so könnte man ferner meinen, die Stirnkühleformel sei zur Anfallsbehandlung bei der Migräne geeignet. Physiologische Untersuchungen haben jedoch ergeben, dass es bei der Stirnkühleformel ebenfalls zu Gefäßerweiterungen kommt. Die gefühlte Kühle ist damit auf die kutane, die Haut betreffende Wärmeabgabe und das damit verbundene thermische Kontrasterleben zurückzuführen, das im Stirnbereich wegen der geringeren Gewebsdichte größer ist als in den Extremitäten beziehungsweise im Rumpf. Aus diesem Grund ist die Stirnkühleformel bei der Migräne eher kontraindiziert und sollte auf keinen Fall in symptomatischen oder bei sich anbahnenden Attacken praktiziert werden, da damit das Krankheitsgeschehen noch weiter begünstigt würde.

Auf der anderen Seite ist das Ansprechen der Gefäßmotorik im Stirnbereich nicht so einfach. Die Stirnkühleübung zählt zu den schwierigsten Übungen des AT, weswegen sie auch an letzter Stelle der Übungsreihe steht. Selbst wenn der Effekt zunächst ausbleiben sollte, lohnt es sich, die Übung weiter zu praktizieren, da sich der Effekt manchmal noch Jahre, nachdem man mit dem Trainieren begonnen hat, einstellen kann. Einer der Autoren erlebte immer nur eine leichte, kaum merkliche Kühle – bis zu einem Urlaub auf Island. Als er dort einmal in einer heißen Quelle badete, empfand er, während sein Kopf im Gegensatz zum übrigen Körper dem arktischen Wind ausgesetzt war, die Erfahrung einer starken Kühle auf der Stirn. Fortan stellte sich eine deutlich wahrnehmbare Stirnkühle auch beim AT ein.

Die Formeln des AT folgen einer bestimmten Gestaltungsform. Sowohl die Standard- als auch die Modifikationsformeln sind kurz und prägnant. Und sie sollten positiv, also ohne Negationswörter, und in der Gegenwartsform, das heißt im Präsens, formuliert werden.

Alliterationen können dabei der besseren Einprägsamkeit dienen und den Sprechrhythmus harmonischer gestalten. Ein Beispiel ist die folgende stab- bzw. anlautreimende Formel: »Ich *w*eiß, *w*as ich *w*ill«. Passivische Formeln mit »es« werden bevorzugt verwendet, wenn es um Entspannungsförderung und Symptomabschwächung geht (Beispiel: »*Es* löst sich«), während die Ichform eher bei Verhaltensänderungen zu verwenden ist (Beispiel: »*Ich* schaffe es«) (Kraft 2004).

# Was sonst noch zu beachten ist

Beim AT handelt es sich um eine Versenkungstechnik, bei der die Innenschau gefördert wird. Aus diesem Grund ist das AT bei affektiven, insbesondere depressiven Störungen oder in akuten Belastungssituationen oder Trauerphasen kontraindiziert. Durch die nach innen gerichtete Aufmerksamkeitslenkung kann es zu einer Konfrontation mit der inneren Leere oder dem mitreißenden Gefühlsstrudel und somit zu einer Verschlechterung der Affektproblematik kommen. AT ist in diesen Fällen nur unter psychotherapeutischer Aufsicht und Begleitung zu realisieren.

Das AT ist klar von Auto- sprich Selbsthypnose zu trennen. Ziel des AT ist vornehmlich die tranceartige, ergo hypnoide Relaxation bzw. Meditation, aber kein darüber hinausgehender Trancezustand. Deswegen sind die Formeln in wie oben beschrieben standardisierter Weise vorzusagen und nicht durch trancevertiefende Nutzung der Verlaufsform mit dem Verb »werden« oder Verwendung von Repetitionen abzuwandeln, wie etwa in der hypnotischen Suggestion »Der Arm wird schwerer und schwerer«. Das Vorsprechen sollte ruhig monoton sein, aber nicht suggestiv, wie z. B. bei einer stark abfallenden Intonation gegen Formelende.

**TIPP** Falls Trainierende bei einigen Formeln trotz längeren Einübens Schwierigkeiten haben oder den Formeln gegenüber skeptisch sein sollten, weil sie meinen, die Entspannungsphänomene seien nur »eingebildet«, so kann man Folgendes tun: In der Gruppe kann man die Schwere mithilfe des Tricks von Wegscheider (vgl. Schultz 1932) erfühlen lassen, indem man die Teilnehmenden gegenseitig vor und nach der AT-Übung den gelockerten Arm des Sitznachbarn mit zwei Fingern am Handgelenk ein paarmal leicht hochheben lässt. Bleibt das Erleben des Herzschlags aus, so kann man während der Herzübung die Fingerkuppen beider Hände leicht aneinanderpressen, wie bei der »Merkel-Raute«, um so den Puls zu erspüren. Das Kühleerleben kann man dadurch stimulieren, dass man den Zeigefinger anfeuchtet und sich damit an die Stirn fasst, das Wärmeerleben durch Aneinanderreiben der Hände.

# Das Einmaleins der Atementspannung

Die Atmung ist neben der Herz-Kreislauf-Funktion der lebenswichtigste Prozess des menschlichen Organismus und die Atembewegungen gehören zu den sichtbarsten Vitalzeichen. Die Atmung belebt dabei nicht nur den Körper, sondern er scheint durch sie auch »beseelt«. In diesem Sinne stand der griechische Begriff der Psyche ursprünglich für Atem oder Lebenshauch. Der Atem verändert sich auch bei Stress, wird schneller und flacher oder kann einem gar stocken. Nicht selten ist Atemnot oder Hyperventilation ein Begleitsymptom der Panikattacke. Verständlicherweise ist die Atemeinstellung damit ein zentrales Prinzip bzw. essenzieller Bestandteil vieler Entspannungsmethoden. So gibt es neben der Atemeinstellung beim AT auch andere, vielfältige Techniken der Atementspannung zur Stressbewältigung und Emotionsregulation.

— »Angst ist Aufregung ohne Atem.« — *Spruch auf Teebeuteletikett (YOGI TEA®)*

Der Atem dient als wichtiger Anker und Aufmerksamkeitsfokus bei praktisch allen Meditationsschulen inklusive der körperorientierten. So werden beim Yoga, Tai-Chi und Qigong die Übungen in aller Regel im Einklang mit dem Atem durchgeführt. Manchmal wird der Atem sogar in gesonderten Übungen trainiert, wie etwa bei der als »Pranayama« bezeichneten Atemregulierung im Yoga. Und auch im Bereich des Biofeedbacks spielt das Atemtraining oder die Messung der Respirationsparameter eine wichtige Rolle, nicht zuletzt im Rahmen des Herzkohärenztrainings, bei dem man versucht, Herzfrequenz und Atemmuster derart zu synchronisieren, dass sich dadurch das vegetative Nervensystem ins Gleichgewicht bringt.

## Regel 1: Mach deinem Herzen Luft!

Die Kopplung zwischen Herz- und Atemfunktion findet ihren Ausdruck in der sog. respiratorischen Sinusarrhythmie (RSA) und ist maßgeblich an der Herzratenvariabilität (HRV) beteiligt (Schmidt u. a. 2017). Die HRV beschreibt den Umstand, dass der zeitliche Abstand zwischen einzelnen Herzschlägen nicht konstant ist, sondern variiert. Diese Variation kommt hauptsächlich durch die abwechselnde Regelung des Herzschlags durch die beiden Pares des vegetativen Nervensystems zustande und ist somit ein Indikator für das Wechselspiel zwischen Parasympathikus und Sympathikus. Je mehr an Variabilität besteht, umso besser ist das Zusammenwirken der beiden. Eine niedrige HRV zeigt sich bei Schieflage des Vegetativums zugunsten eines der vegetativen Äste, etwa wenn der Sympathikus überaktiviert ist, wie bei Angst oder einem Lauf und wir einen hochgetakteten Pulsschlag am Halse spüren, aber auch wenn der Parasympathikus dominiert, wie es bei Erschöpfung oder Übermüdung der Fall ist. Neben der Herztätigkeit regelt das vegetative System auch die Atemaktivität, wobei beide Funktionsbereiche miteinander verschränkt sind und veränderte Atemphasen die HRV modulieren. So erhöht sich beim Einatmen sympathisch bedingt die Herzfrequenz, während sie sich beim Ausatmen parasympathisch bedingt wieder senkt. Ändern sich Ein- und Ausatmungszeit relativ zueinander, so beeinflusst dies auch die HRV. Dabei gibt es eine Atemfrequenz ($f$) mit ca. sechs Atemzügen, bei der die HRV ihren maximalen Wert erreicht und komplett von der Atmung mitgezogen wird (Lehrer 2013). Die Atemfunktion mit ihrem Auf und Ab entspricht einer Sinuskurve, die hier den Rhythmus angibt, daher auch der Begriff der respiratorischen Sinusarrhythmie (RSA).

Der Herzschlag ist im Unterschied zur Atmung ausschließlich autonom regulierbar und kann somit nicht von der Person selbst – außer mit Biofeedback oder in Trance – modifiziert werden. Durch die Kopplung des Herzschlags mit der Atmung ergibt sich aber bis zu einem gewissen Maß ein indirekter Weg der Modulation. Die Atmung öffnet sozusagen eine Pforte zur inneren Herzregulation. Durch entsprechende Rhythmisierung der Atmung kann so das Zusammenspiel von Sympathikus und Parasympathikus optimiert werden. Wenngleich nicht so präzise und nachhaltig wie mittels HRV-Biofeedback, bei dem HRV-Messwerte zeitgleich rückgemeldet werden, ermöglicht das Eintrainieren spezieller Atemformen eine verbesserte (Re-)Aktivität des vegetativen Systems. Je nach Bedarf und gewählter Atemfrequenz oder dem Verhältnis von Ein- zu Ausatmungsdauer kann dabei das Vegetativum sympathisch aktiviert, parasympathisch deaktiviert oder para- bzw. orthosympathisch ausbalanciert werden. Wenn wir von einer HRV-maximierenden Frequenz von 0,1 Hertz (Hz) ausgehen, das heißt konkret, ein Atemzug alle zehn Sekunden, ergeben sich folgende Verhältnisse der Ein- und Ausatmungszeit: 6:4 bei der Dynamisierung, 4:6 bei der Relaxation und 5:5 bei der vegetativen Balancierung (siehe Abbildung 8, S. 150). In vielen Ratgebern werden oft nur die Formeln und kaum weiterreichende Angaben zur Entspannung vermittelt. Auch Behandelnde beschränken sich oft darauf, wenn sie den Patientinnen bei stressbedingten Erkrankungen ein Mittel zur Selbsthilfe mit an die Hand geben wollen. Das ist aber nur die Hälfte bzw. ein Drittel des Wissens, das man für eine optimale Regulierung braucht. So ist es ratsam, nur dann tiefenentspannt zu atmen, also länger auszuatmen, wenn man aufgeregt oder angespannt ist, nicht aber, wenn man müde und abgespannt ist und man sich wieder etwas hochfahren möchte. Bei Müdigkeit ist eher ein Atemmuster mit gleicher oder kürzerer Ausatmungs- als Einatmungsdauer zu empfehlen. Es ist noch darauf hinzuweisen, dass es sich hier um psychoregulative Atemübungen handelt und bei körperlichen und sportlichen Aktivitäten teils andere, an der Bewegung oder auf die Performanz ausgerichtete Atemrhythmen passender sind.

**ABBILDUNG 5** Verhältnis von Ein- zu Ausatmungszeit in Sekunden und Körperwirkung bei einer Atemfrequenz von sechs Atemzügen pro Minute

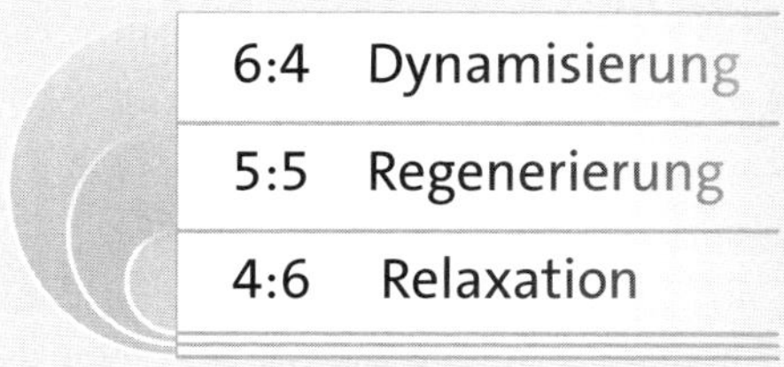


Mittlerweile gibt es eine Vielzahl von Smartphone-Apps, die entsprechende Hilfen zur Atemrhythmisierung enthalten, bei denen z. B. ein auf- und absteigender Balken oder ein an- und abschwellender Kreis die Ein- und Ausatmungszeit angibt und das Atemtraining unterstützen kann. Derartige Atemhilfen können sehr sinnvoll sein, wenn man sein Atemmuster selbst kontrollieren will. Dabei lassen sich die Zeiten für Ein- und Ausatmung ganz genau einstellen. Dies kann aber zumindest zu Beginn des Trainings einen kleinen Haken haben. Denn auch, wenn man die Atmung aktiv, also willentlich beeinflussen kann, so bleibt sie dennoch ein vegetativ regulierter Prozess. Und wenn wir versuchen, aktiv darauf einzuwirken, kann es sein, dass der Vorgang damit zunächst »aus dem Tritt gerät« – ähnlich wie in der Fabel vom Tausendfüßler, der von der fiesen Kröte gebeten wurde, ihr doch mal im Detail zu erklären, wie er das bewerkstelligte, mit all seinen Beinen laufen zu können, und der fortan, weil er zu stark darüber nachdachte und seine Aufmerksamkeit darauf lenkte, nur noch Fehltritte machte (Kraft 2004). Mit zunehmender Übungsdauer lernt man dagegen immer besser, im Gleichtakt zu bleiben.

# Regel 2: Halt doch mal die Luft an!

Die oben angegebenen Verhältnisse von Ein- zu Ausatmungszeit und die erwähnten Atemfrequenzen sind nur Annäherungen an eine optimale Atmung, denn es gilt auch noch die Phasen zwischen Ein- und Ausatmung zu berücksichtigen. Rhythmisiert man die Atmung wie oben beschrieben durch inneres Zählen oder mittels visueller Atemhilfe, kann es vorkommen, dass etwas abgehackt geatmet wird, da zu abrupt zwischen Ein- und Ausatmen und vice versa gewechselt wird. Kurz vor dem Übergang von einer Atemphase zur anderen sollte man nicht mehr weiter Luft einsaugen beziehungsweise ausblasen, sondern die Atemaktivität abflachen lassen. Dadurch, dass man zum Ende der jeweiligen Atemphasen kurz, das heißt mindestens eine Sekunde innehält, beruhigt man die Atemmuskulatur und gibt den Lungen nach dem Einatmen etwas mehr Zeit für ihre eigentliche Funktion, nämlich dem Austausch von Sauerstoff ($O_2$) und $CO_2$. Darüber hinaus führt dies dazu, dass die Form der Atmung nicht im Zickzack verläuft, sondern harmonischer wird und in eine ausgewogene Wellenform übergeht (siehe Abbildung 6). Hierzu kann es sinnvoll sein, dass man beim Atemtraining etwa an eine Welle denkt, die an den Strand rollt. Die zuvor genannten Zeiten für Ein- und Ausatmungszeit verkürzen sich entsprechend um je eine Sekunde zugunsten der Atempausen. Die Werte der Dynamisierung wären dann 5:1:3:1, die der Balancierung 4:1:4:1 und die der Relaxation 3:1:5:1. Die Dynamisierung sollte mit Vorsicht bzw. nur sehr kurz geübt werden. Sie ist eher etwas für Fortgeschrittene oder Sporttreibende, da sie bei Untrainierten zu Hyperventilation führen kann.

ABBILDUNG 6 Periodische Abfolge von Ein- und Ausatmen in Form einer Sinuswelle mit Atempausen als Plateauphasen

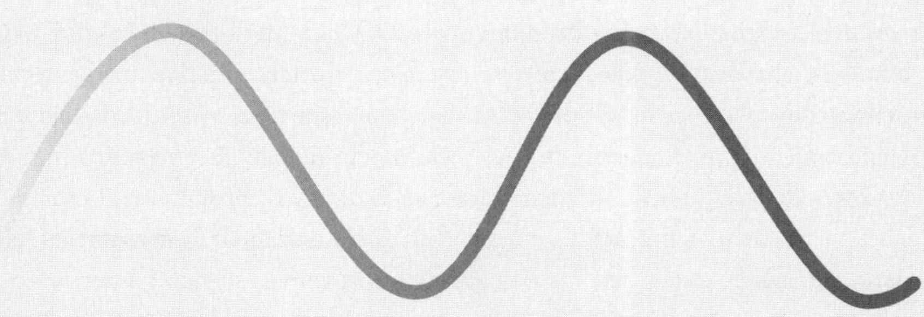

Die Atmung charakterisiert sich neben den Zeitparametern durch die Atemtiefe und die beteiligte Atemmuskulatur, wodurch das Entspannungsgeschehen natürlich auch noch moduliert werden kann. Dabei bedeutet eine vertiefte Atmung, bei der ein größeres Volumen an Luft eingeatmet wird, nicht unbedingt Entspannung. Zur Entspannung kommt es nur dann, wenn die Atmung entsprechend verlangsamt ist. Bei stark beschleunigter Atmung fördert eine vertiefte Atmung gar die Hyperventilation und die Störung des Gashaushalts im Körper. Ist die Atemzugsgeschwindigkeit dagegen im entspannten Bereich, kann eine Atemvertiefung die Entspanntheit oder Gelöstheit sogar noch steigern.

Die Atemtiefe kann über die Atemmuskulatur gesteigert werden und lässt sich durch Zwerchfellatmung maximieren. Das Zwerchfell ist ein quergestreiftes Muskelgewebe, das die Lungen nach unten hin vom Bauchraum abgrenzt und durch Zusammenziehen eine senkrechte Ausdehnung der Lungenflügel bewirkt. Während die längsgestreifte Willkürmuskulatur des Brustkorbs (sog. Zwischenrippenmuskeln) die Tendenz hat, reflektorisch einer zu starken Ausdehnung entgegenzuwirken, ermöglicht das Zwerchfell ein befreiendes Atmen. Man kann dies im Selbstversuch testen, indem man einmal kurz voll und ganz in den Brustraum hineinatmet, wobei es zu einem leichten Stocken des Atems kommt. Atmet man dagegen mit dem Zwerchfell, sodass sich der Bauch auf Höhe der Magen- bzw. Herzgrube leicht mit hebt, erweitert sich der Lungenraum anstrengungslos. Dies führt sogar zu einer Lockerung der Brustkorbmuskulatur, sodass man in einem weiteren Schritt auch diese anspannen kann, ohne zu verkrampfen und damit die Lungenflügel noch weiter seitlich ausdehnt. Eine derartige Atmung, bei der man zunächst in den Bauch hineinatmet, dann weiter hoch in den Brustraum und sogar so weit, dass sich die Schlüsselbeine leicht heben, das heißt, die Atemhilfsmuskeln im Halsbereich die Lungen nach oben ziehen, finden wir unter anderem als sogenannte erweiterte Atmung beim Yoga. Sie zu erreichen wird erst durch den Zustand der bauchatmungsbedingten Entspannung ermöglicht. Hier sei noch angemerkt, dass die Zwerchfellatmung oft synonym als Bauchatmung bezeichnet wird. Wie gerade beschrieben ist hiermit aber – um genau zu sein –ein Atemvorgang mit Hebung des Oberbauchs oberhalb des Bauchnabels gemeint. Wird lediglich der ganze Bauch beim Einatmen rausgestreckt, reicht dies in aller Regel nicht, um das Zwerchfell optimal zu trainieren. Man kann die Zwerchfellatmung bewusster machen, indem man die Hand auf den Bauch direkt unterhalb des Brustbeins (lat. *Sternum*) legt.

Anders als das von den Muskeln getragene Einatmen ist die Ausatmung an sich ein Vorgang, der völlig passiv, also ohne muskuläre Beteiligung geschehen kann. Die eingeatmete Luft fließt dabei ganz von allein wieder aus. Da beim aktiven

Einatmen pro Zeiteinheit mehr Luft eingesogen wird als beim passiven Ausatmen, braucht es mehr Zeit, um die eingeatmete Menge an Luft wieder auszublasen, auch deswegen, weil sich die Atemwege beim Ausatmen verengen und so einen erhöhten Atemwiderstand erzeugen. Hieraus ergibt sich die oben beschriebene verlängerte Ausatmungszeit bei der entspannten Atmung. Dies kann man sich vergegenwärtigen, indem man sich vorstellt, man würde einatmend einen Luftballon aufblasen und dann ausatmend einfach die Luft wieder wie aus einem Ballon ganz ohne Nachdruck ablassen.

## Atemhilfen und Atembremsen

Erleidet eine Person eine Panikattacke und hyperventiliert dabei, besteht eine erste Hilfemaßnahme darin, zu vermeiden, dass noch weiter übermäßig $CO_2$ ausgeatmet wird, sowie den $CO_2$-Gehalt im Körper wieder zu kompensieren. Dies gelingt am besten, indem für einige Zeit in eine Tüte geatmet wird, wobei das $CO_2$ wieder zurückgeatmet wird. Falls keine Tüte zur Verfügung steht, können ersatzweise beide Hände wie eine Maske vor den Mund gehalten werden. Sinnvoll können auch Atemtechniken sein, bei denen man eine kurze Atempause zwischen Ein- und Ausatmen einfügt, indem man einige Sekunden kurz die Luft anhält, zum Beispiel zählend vier Sekunden einatmet, zwei Sekunden den Atem anhält und dann wieder vier Sekunden ausatmet. Durch die Atempause wird weiteres übermäßiges Einatmen gestoppt, zugleich dient es der Fokussierung und somit der Durchbrechung panikmachender Gedankenspiralen. Die Ausatmung ist kürzer als bei den obigen Atemübungen zur Tiefenentspannung, um ein zu starkes Abatmen von $CO_2$ zu verhindern. Ideal ist, wenn die Betroffenen diese auch in angstfreien Zeiten regelmäßig ein- bis zweimal pro Tag trainieren, damit es (a) weniger zu Panikzuständen kommt und sie (b) im Falle eines Panikanfalls gleich an die Beruhigungsstrategie denken.

Weiter oben haben wir gesehen, dass das AT auch eine Formel zur Einstellung des Atems beinhaltet (siehe S. 53). Beim AT handelt es sich aber nicht um eine Atemübung, bei der man versucht, die Atmung gezielt in einen bestimmten Rhythmus zu bringen. Ziel ist es vielmehr, dass der Körper durch die Konzentration auf die Atemformel seinen ganz eigenen ruhigen und gleichmäßigen Rhythmus findet. Deshalb sollten bei der Vermittlung des AT so wenige Erläuterungen wie möglich zu den Atemprozessen gegeben werden, und dies auch nur auf Nachfrage seitens der Trainierenden oder wenn während des Trainings stärkerer Korrekturbedarf aufgrund unkorrekten Atmens wie Flachatmung u. Ä. besteht. Gibt man den Trainierenden Vorgaben zu einer idealen Atmung, kann es nämlich sein, dass die Übung zu »verkopft« durchgeführt und nicht der natürlich-entspannte Atemrhythmus zugelassen wird. Auch empfehlen wir nicht, die AT-Formeln an die Atemabfolge anzupassen, da sich der Atemrhythmus – nicht aber das innere Vorsagen der Formeln – durch das Trainieren der Entspannung ja zeitlich mehr und mehr entzerren sollte.

Vorne im Buch haben wir die Droschkenkutscherhaltung kennengelernt. Diese Sitzposition findet auch in der Atemtherapie ihre Anwendung und ist gerade bei Personen mit Atemwegserkrankungen, wie Asthma bronchiale oder chronisch obstruktiver Lungenerkrankung, zu empfehlen, da es dabei zu einer Entspannung der Atemmuskulatur und somit zu einer natürlichen Erweiterung der Lungenflügel kommt.

**TIPP** Bei Atemwegserkrankungen ist zu bedenken, dass Übungen zur Tiefenentspannung zumindest initial zu unerwünschten Nebenwirkungen führen können, da es – wie wir oben gesehen haben – parasympathisch bedingt zu einer Verengung der Bronchien und somit zu Atemnot kommen kann. Deshalb sollte zu Beginn nicht zu lange trainiert werden und sich langsam an eine tiefere Entspannung herangearbeitet werden, zum Beispiel, indem man anfangs mit kürzeren Ausatmungszeiten trainiert und diese dann schrittweise verlängert. Auch auf das Trainieren der Zwerchfellatmung sollte besonderen Wert gelegt werden, da diese die Lungen nach unten erweitert und somit zusätzlich Atemraum schafft.

Oft wird in Entspannungskursen die Frage gestellt, ob man durch den Mund oder die Nase atmen sollte. Allgemein kann dazu gesagt werden, dass man idealerweise durch die Nase einatmet, wobei die Atemluft durch Nasenhaare und -schleimhaut gefiltert wird, und über den Mund ausatmet, was die Atemluft freier ausfließen lässt als durch die engeren Nasenlöcher und damit entspannender ist. Man kann dabei dennoch die Ausatmung verlangsamen und somit tiefer entspannen, wenn man die sogenannte Lippenbremse einsetzt, das heißt, die Lippen ganz sanft verschließt und damit dem Atemfluss einen leichten Widerstand entgegensetzt. Nun gilt aber zu beachten, dass die Nasenscheidewände bei den meisten Menschen nicht ganz symmetrisch sind, weswegen nicht wenigen die Nasenatmung schwerer fällt. Gerade bei ausgeprägten Nasenscheidewandverkrümmungen werden deshalb bestimmte Atemtechniken des Yoga, bei denen man abwechselnd durch das eine und dann das andere Nasenloch atmen soll, als unangenehm empfunden und sind somit als ungeeignet zu betrachten. Entspannung sollte angenehm sein, letztlich gilt: Atmen Sie so, wie es sich gut und richtig anfühlt.

So sollte man, auch wenn man den Atem etwa mit einer App oder mittels Biofeedback trainiert, zunächst einmal seine spontane Atemfrequenz bestimmen, indem man mithilfe einer Uhr für eine Minute lang die eigenen Atemzüge zählt; das Ein- und Ausatmen werden dabei als einzelner Atemzug gezählt. Die durchschnittliche Atemfrequenz liegt nämlich mit 12,5 Ventilationen pro Minute deutlich über der oben beschriebenen Frequenz von 0,1 Hz und ist bei stressgeplagten Menschen noch erhöhter. Die so erfasste Atemzugsfrequenz liefert dann eine Ausgangsbasis für das Training, indem man die entsprechenden Ziel- bzw. Schwellenparameter zu Beginn näher an der spontanen Atemfrequenz einstellt und dann im Lauf des Trainings diese Werte zunehmend in Richtung einer tiefenentspannten Atmung herunterfährt.

# Meditierend die innere Mitte finden

Der Begriff der Meditation stammt aus dem Lateinischen und bedeutet so viel wie »die innere Mitte finden«, das heißt wörtlich genommen, sich selbst zu »ermitteln« und somit zum Objekt der eigenen Betrachtung zu machen. In diesem Sinne ist Meditation eine Technik der Aufmerksamkeitslenkung, die es ermöglicht, dem eigenen Geist »bei der Arbeit« zuzuschauen. Aufmerksamkeit ist normalerweise ein automatisch ablaufender Prozess, der konstant im Fluss, also frei flottierend ist. Durch Meditation lernt man dagegen, die Aufmerksamkeit vollbewusst bzw. achtsam und gezielt auf etwas Ausgewähltes hinzulenken und den Wahrnehmungsfokus selbst zu bestimmen.[12] Meditationsanleitende verweisen oft darauf, dass Meditation eigentlich keine Entspannung im engeren Sinne sei, da das Ziel einer meditativen Übung nicht die Entspannung ist, sondern die Besinnung auf das gerade Erfahrbare, unabhängig von dessen Qualität, also unabhängig von seiner positiven, negativen oder neutralen Wertigkeit.

— »Der Weg ist das Ziel, aber manchmal ist das Ziel im Weg.« — *Peter Weber (Schweizer Komiker)*

Zudem sei die Meditation zugleich »ziellos« durchzuführen, da die gedankliche Erwartung eines bestimmten Zustandes die Erfahrung des gegebenen Zustands behindere und der gewünschten Erkenntnis zuwiderliefe. Nur so lässt sich die innere Einstellung der Gelassenheit erzielen, was impliziert, die empfindbaren Dinge so lassen zu können, wie sie sind. Bei der Meditation geht es in aller Regel nicht unbedingt darum, an nichts zu denken, wie dies oft fälschlicherweise angenommen wird, sondern die Gedanken als neutrale Objekte wahrzunehmen, ohne sich von ihrem Inhalt ablenken zu lassen. Dies bedeutet, die auftretenden Gedanken nicht weiterzuverfolgen und nicht darüber nachzudenken, um sich nicht in Gedankenketten zu verlieren. Es impliziert auch, dass man beim Meditieren urteilslos bleiben und das Gedachte wertungsfrei annehmen sollte, da Beurteilungen bereits gedankliche Prozesse sind, die über die reine Besinnung hinausgehen.

Dennoch können meditative Techniken durch diese Art der Selbstbeobachtung den Fluss der Gedanken und somit den Geist beruhigen und zu Gedankenfreiheit führen. Es wird möglich, innere Erlebnisse anzunehmen und das körperliche

12 Achtsam kann am besten als vollbewusst beschrieben werden. So wird meditative Achtsamkeit im Englischen oder Französischen mit »mindfulness« bzw. »pleine conscience« bezeichnet, was so viel wie »volles Bewusstsein« bedeutet.

Gemüt zu besänftigen. Psychische und physische Entspannung können somit durchaus das Resultat von Meditation sein, auch wenn das Üben nicht diesem erklärten Ziel dient. Entspannungsverfahren können unter Umständen sogar eine ergänzende Vorbereitung zur Meditation sein, indem sie durch die Affektdämpfung und Spannungsabfuhr eine beruhigte Ausgangslage für eine tiefergehende Innenschau und Selbstreflexion schaffen. Hier sei beispielhaft die meditative Oberstufe des AT genannt, die auf der entspannungsgenerierenden Unterstufe des AT basiert (siehe S. 57).

Für die Bewusstseinsschulung können unterschiedliche Herangehensweisen und Hilfsmittel genutzt werden (siehe Tabelle 6). So kann der Fokus der Aufmerksamkeit dadurch feinadjustiert werden, dass man sich unentwegt auf ein durch innerliches Sprechen vorgesagtes Wort, ein sogenanntes Mantra, konzentriert. In der buddhistischen Meditation finden wir auch die Konzentration auf vorgestellte zentrale Körperbereiche, die Chakren, das fortwährende Betrachten einer Kerze bei der sogenannten Trataka-Technik oder die Vertiefung in ein abstraktes Mandala.

**TABELLE 6** Meditationsarten und Meditationsobjekte (Beispiele)

| Meditationsart | Inneres Meditationsobjekt | Äußeres Meditationsobjekt |
|---|---|---|
| konzentrativ | Mantra, Chakra | Trataka, Mandala |
| kontemplativ | Stimmung, Emotionen, Kognitionen | Landschaft, Geräusch-, Klangkulisse |
| integrativ, achtsam | abwechselnd | |

Man kann sich aber auch ohne solche Meditationshilfen einfach auf das besinnen, was gerade da ist oder vom Bewusstsein aufgenommen werden kann, seien es innere Erlebnisse oder äußere Erfahrungen. Achtsame Übungen zeichnen sich dadurch aus, dass sie den Fokus der Aufmerksamkeit mal enger, d. h. konzentriert, und mal weiter, d. h. kontemplierend, einstellen und zwischen internalisierter und externalisierter Wahrnehmung hin- und herpendeln lassen. Man kann sich dies bildlich wie den Lichtkegel einer Taschenlampe vorstellen, den man gezielt auf eine Stelle richtet und entweder breiter oder enger einstellt. Eine detaillierte Besprechung der unterschiedlichen Mediationsformen würde den Rahmen dieses Buches sprengen, daher sei die interessierte Leserschaft hier auf weiterführende Quellen wie Brenners »Meditation: die wichtigsten Ziele, Methoden und Übungen« (Brenner 2010; auch Michaux 2021) verwiesen.

**Praxisübung: Atemzählen**

Zur Demonstration und als Einstieg in die Meditationspraxis folgt hier eine Anleitung für eine kurze Achtsamkeitsübung mit Atemfokus:
Setzen Sie sich bequem und entspannt mit geschlossenen Augen hin, halten Sie den Rücken gerade, aber nicht steif.
Zählen Sie nun gedanklich jeden einzelnen Atemzug mit, bis sie bei der Zahl zehn angekommen sind. Ein- und Ausatmen werden dabei als ein Atemzug gezählt.
Beginnen Sie dann wieder von vorn und wiederholen Sie dies insgesamt zweimal.
Strecken Sie sich und öffnen Sie wieder die Augen.

Im Lauf der kulturellen Entwicklung haben sich vielfältige Meditationsformen und -schulen entwickelt, von A wie *Achtsamkeit* bis Z wie *Zen*. Auch wenn wir Meditation eher mit orientalischen bzw. asiatischen Praktiken verbinden, so finden sich auch abendländische Meditationsformen (Wunderli 1985) wie etwa die Rosenkranzmeditation. Sie alle dienen vorwiegend der persönlichen, spirituellen oder auch religiösen Selbstentfaltung. Meditierende können sich dabei ihrer selbst und ihrer wahren Bedürfnisse und eigentlichen Wertvorstellungen eingängiger bewusst werden, was als erhellend und erleuchtend erlebt wird und zu individueller Sinnfindung beitragen kann. In extremis finden wir dies bei der transzendentalen Meditation (TM), die eine »Überwindung des Geistes« beziehungsweise der kognitiven Denkprozesse anstrebt, was z. B. durch die permanente Reiteration ein und desselben Wortes oder Mantras erreicht werden kann. Eine behutsamere, aber dennoch effektive Variante finden wir in der klinisch standardisierten Meditation (Carrington 1997).

In den 1960er-Jahren und im Zuge der Hippiebewegung sind es vor allem die indischen und tibetischen Meditationstechniken inklusive des Yoga, die ihren Weg nach Europa und Amerika und in die Mitte der Gesellschaft gefunden haben. Auch die japanischen und chinesischen Traditionen, wie die Zenlehre, das Tai-Chi und das Qigong haben sich im Westen verbreitet. In den letzten beiden Jahrzehnten ist sogar ein regelrechter Meditationshype entstanden, vor allem um die achtsamkeitsbasierten Ansätze, die nun auch in Psychotherapie und professionellem Stressmanagement angewendet werden, wobei sie hier als Mittel der Gefühlsanalyse und -regulation zum Einsatz kommen.

Dies stellt die sogenannte dritte Welle der Verhaltenstherapie dar, die sich von der reinen Verhaltenstherapie über die kognitive bis zur kognitiv-emotiven Verhaltenstherapie weiterentwickelt hat und nun auch emotionale Prozesse bei ihren Verhaltensanalysen mitberücksichtigt. Die Meditation wirkt dabei wie ein Brennglas, mit dem Gefühle und Empfindungen unter die Lupe genommen und besser verstanden und angenommen werden können. Einzelne Therapien, wie die Achtsamkeitsbasierte Kognitive Therapie (engl.: mindfulness-based cognitive therapy, MBCT), rücken die Achtsamkeit komplett in den Fokus, während andere, wie die Akzeptanz- und Commitment-Therapie (ACT) oder die Dialektisch-Behaviorale Therapie (DBT), Achtsamkeit lediglich als Therapiebaustein einsetzen.

Mittlerweile gibt es eine sehr solide empirische Befundlage, welche die stressmindernden und gesundheitsfördernden Effekte der Meditation deutlich nachweist. Besonders deutlich zeigen sie sich in der Gehirnmorphologie, unter anderem in Form signifikanter Erweiterungen der Gehirnmasse und Vernetzungen zwischen den »grauen Zellen« (Fox u. a. 2014), und in der Stressphysiologie (Pascoe u. a. 2017). Bei der achtsamkeitsbasierten Stressreduktion (engl.: »mindfulness-based stress reduction«, MBSR) nach Jon Kabat-Zinn scheinen es vor allem die darin enthaltenen, aus dem Yoga entlehnten, körperbezogenen Übungen zu sein, die für sich genommen zu substanziellen Veränderungen des vegetativen Systems und der Hypothalamus-Hypophysen-Nebennieren-Achse (HHNA) führen können (Pascoe u. a. 2017).

## Mythos 1: meditativ = passiv

Am Beispiel Yoga erkennt man bereits, dass Meditation per se nichts Passives ist, sondern durchaus auch in der Bewegung stattfinden kann. Zwischen oder nach den Bewegungsausführungen gibt es zwar gesonderte besinnliche Pausen oder Ausklingphasen, in denen man sich voll und ganz nach innen versenkt, dies bedeutet jedoch nicht, dass man die Übungen unachtsam durchführen sollte. Die völlige Konzentration auf Körperschema und -rhythmen ist essenziell beim dynamischen Üben. Von außen betrachtet sehen die Übungen nach Gymnastik aus, aber aus Perspektive der Übenden heben sie sich durch ihre starke, nach innen gerichtete Konzentration hiervon ab und zielen stärker auf mentale Fitness ab. Dasselbe gilt übrigens auch für die anderen bewegungsorientierten Meditationsansätze, das Qigong, das Tai-Chi und die Gehmeditation des Zen. Das Meditieren soll ja gerade der Entwicklung einer inneren Haltung von Gelassenheit dienen und sich vor allem im alltäglichen Handeln und Tun auswirken. Deshalb ist es wichtig, Achtsamkeit auch in der Aktion zu praktizieren. So beinhaltet z. B. die Achtsamkeitsbasierte Stressreduktion (»mindfulness-based stress reduction«, MBSR) neben den passiven Übungen wie denen der mentalen Körperreisen des Bodyscans oder Atemraums auch Yoga-Körperübungen, um so den Geist für das Bewusstsein in der Handlung zu schärfen.

Noch alltagsnäher findet sich dieses Konzept etwa in den zenphilosophisch beeinflussten meditativen Formen des japanischen Teerituals oder Blumenarrangierens, dem Ikebana.[13] Durch diese förmlichen Übungen sollen das achtsame Agieren auf den Alltag übertragen und die handlungsbegleitende Ausgeglichenheit gestärkt werden. Meditative Übungen sollen somit nicht nur als Pausen zum Runterkommen in hektischen Zeiten betrachtet werden, sondern als Vorbereitungen für bedächtiges Wirken während der Arbeit und in der Freizeit. Hier kommt einem der Begriff des »Flow« in den Sinn, ein nach dem ungarisch-amerikanischen Psychologen Mihaly R. Csikszentmihalyi bezeichneter hochproduktiver und konzentrativer Zustand, bei dem man voll und ganz bei der Sache ist (Csikszentmihalyi 1990). Da wir uns in diesem Buch auf psychotherapeutische und nicht auf psychomotorische bzw. physiotherapeutische Verfahren konzentrieren möchten, wollen wir das Thema der Bewegungsmeditation an dieser Stelle nicht weiter vertiefen und empfehlen dazu die Lektüre einschlägiger Literatur. Für die Bezüge zu gängigen Entspannungsverfahren wie der PR oder des AT sei auf Michaux (2022) verwiesen.

Meditation kann einen lehren, schwierige Gefühle besser anzunehmen, und einen damit in die Lage versetzen, auch schwierige Lebenslagen besser im Griff zu haben. Annehmen oder akzeptieren von unliebsamen, unerwünschten und unangenehmen Gefühlen darf dabei aber nicht als passives Erdulden oder Tolerieren dieser verstanden werden. Es geht nicht darum, dass man diesen Gefühlen gegenüber *gleichgültig* werden soll, was sie letztendlich nur *verdrängen* würde, sondern, dass man sich ihnen *gleichmütig* nähern und sie dadurch *überwinden* kann, ohne dass sie einem bei der Verfolgung von Lebenszielen weiter im Weg stehen.[14] Beachten Sie, dass im Wort »Gleichmut« das Wörtchen »Mut« enthalten ist. Anstelle aus Angst davonzulaufen oder etwas aufzugeben, kann man, wenn man die Angst im Griff hat, anders an die gewünschte Sache herangehen. Dasselbe gilt auch für Ärger. Wenn man beispielsweise mit dem Auto in einem Stau steht, gibt es zwei Möglichkeiten: (a) man regt sich auf und es geht nicht voran, oder (b) man regt sich nicht auf und es geht nicht voran. Den Ärger und Frust über den Stau anzunehmen, bedeutet, ihm mit Gelassenheit zu begegnen. In einem zweiten Schritt könnte man sich fragen, wie man ihn am besten loswird. Zum Beispiel könnte man zum Abreagieren fluchen, eine CD oder einen Podcast hören oder über die

13 Die meditativen Versionen der Teerzeremonie und des Blumensteckens werden im Japanischen »Sadō« bzw. »Kadō« genannt, wobei das Wortteil »-dō« übersetzt so viel heißt wie der Lernweg.

14 Wir sprechen hier von Gleichgültigkeit gegenüber Gefühlen. Gegenüber unveränderlichen und unvermeidbaren Störreizen dagegen kann Gleichgültigkeit oftmals die einzig sinnvolle Option sein, so wie wir dies beispielsweise anhand der Neutralisierungsformel des AT gesehen haben (siehe S. 51 f.).

Freisprechanlage anrufen, um anderen mitzuteilen, dass es eventuell später wird. Wer sich auf das innere Gefühl besinnt, kann sich davon distanzieren. Erst dann ist man in der Lage, zu erkennen und freier zu entscheiden, wie die ausweglose Situation am besten zu bewältigen ist. Man reagiert dann nicht mehr jähzornig und triebgesteuert, sondern gefühlsbetont und mit Selbstachtung.

## Mythos 2: achtsam = langsam

Dinge besinnlich oder bedächtig anzugehen, bedeutet nicht, dass man sie unbedingt langsam ausführen muss, wie dies oft fälschlicherweise vermittelt wird. Die Meditation zielt darauf ab, mit den Gedanken und dem Erleben in den gegenwärtigen Moment, das Hier und Jetzt, zu kommen. Dabei lernt man, eins nach dem anderen zu erledigen, von Moment zu Moment. Ohne die Bewusstwerdung im gegebenen Moment ist unser Geist meist nicht so richtig bei der Sache, grübelt noch über Vergangenes nach oder antizipiert bereits Künftiges. Je nach Intensität dieses vergangenheits- oder zukunftsgewandten Gedankenkreisens und der gedanklichen Verschmelzung mit den damit verbundenen Zweifeln und Sorgen kann ein starker mentaler Stress entstehen, selbst wenn die Stressoren nicht unbedingt präsent sind. Auch wenn die reale Gefahr nicht mehr oder noch nicht, sondern nur potenziell gegeben ist, kann die gedankliche Beschäftigung damit eine virtuelle Realität erzeugen, die den Körper schlimmstenfalls in einen Alarmzustand versetzt, und dabei sogar das aktuelle Handeln einschränken. Als Beispiel seien Studierende genannt, die sich derart vor der anstehenden Prüfung fürchten, dass bereits der Gedanke ans Lernen sie so verängstigt und stresst, als seien sie schon in der Prüfung. Das kann dazu führen, dass sie die Beschäftigung mit dem Lernstoff ständig »auf morgen« verschieben, wodurch der Zeitdruck und damit auch die Versagensangst nur noch steigen. Diesen Teufelskreis vermag man mittels meditativer Betrachtung zu durchbrechen.

Die Rückbesinnung auf den Moment ermöglicht das Gewahrsein, dass die »Bedrohung« aus der Zukunft stammt und gegenwärtig lediglich imaginiert wird und die beste Möglichkeit zur Abwendung des Nichtbestehens der Prüfung darin besteht, der Angst ins Auge zu sehen und sofort mit dem Lernen zu beginnen. Nicht umsonst beschäftigten sich die sogenannten Kampfmönche mit Meditation, wodurch sie Ängste vor dem Gegner zu akzeptieren lernten und sich, statt sich von ihrer Todesangst überwältigen zu lassen, ganz auf ihre Kampftechnik besannen. Und damit wären wir wieder bei dem eingangs genannten Mythos der Langsamkeit, was Achtsamkeit angeht. Beim Kampf um Leben und Tod kann man sich nicht unendlich lang Zeit lassen. Und auch bei der Alltagsmeditation geht es nicht darum, alles wie in Zeitlupe zu verrichten. In diesem Sinne ist beispielsweise die sogenannte Rosinenübung, eine Standardübung der Achtsamkeitsbasierten Stressreduktion (MBSR), bei der man sich Zeit nimmt, eine einzelne Rosine eingehend mit allen fünf Sinnen zu betrachten und zu kauen, als Einführungsübung gedacht, bei der man sich darin schult, die Aufmerksamkeit bewusst auf das gegenwärtige Geschehen zu lenken. Die Rosinenübung soll auf den Sprung ins kalte Wasser und das Schwimmen darin vorbereiten. Und sie soll das »Leben im Augenblick« trainieren, damit einem dies auch später in anderen Situationen möglich wird. So geht es bei einer achtsamen Lebenshaltung darum, sich in allen Lebenslagen gewahr werden zu können, auch wenn es mal schneller gehen muss.

Eine Übung für Fortgeschrittene wäre in diesem Sinne das Eisschlecken, bei dem man sich nicht so viel Zeit lassen kann wie beim Rosinenessen, wenn man nicht will, dass das Eis zerschmilzt. Und dennoch kann man auch hier mit allen Sinnen dabei sein. Dies ist die wahre Kunst der Achtsamkeit, die uns lehrt, was im Augenblick angebracht ist, ob es lohnt, zu laufen oder lediglich zu gehen. Vor einem bissigen Hund davonzulaufen, hat Sinn, gehetzt von A nach B zu laufen, nur um irgendwelchen Zielen hinterherzueilen, weniger. Mit Achtsamkeit kann man die notwendige Flexibilität im eigenen Handeln erreichen, um sich bewusst zu werden, wann schnelles und wann bedachtes Agieren erforderlich ist, und sich nicht unnötigerweise zu stressen.

## Worauf bei der Achtsamkeitsarbeit zu achten ist

Aber Vorsicht! Nicht nur die »Verrenkungstechniken« des Yoga, sondern auch die buddhistischen Versenkungstechniken können ungeahnte Nebenwirkungen mit sich bringen (Schlosser u. a. 2019). Selbst wenn das Verletzungsrisiko beim Yoga nicht unbedingt höher ist als bei anderen gesundheitssportlichen Aktivitäten, so kann gerade bei fehlender fachlich qualifizierter Anleitung durch Yogalehrende einiges schiefgehen. Wenn etwa zu Hause allein oder nur mithilfe von Internetvideos Hand-, Schulter- oder Kopfstände trainiert werden, kann die Gefahr von Schädigungen des Bewegungsapparates immens steigen, vor allem wenn Vorerkrankungen vorliegen. Das zeigt eine großangelegte Umfrage bei deutschen Yogis und Yoginis (Cramer u. a. 2019). Aus diesem Grund sollte nur in Yogastudios mit zertifizierten Kursleitenden geübt werden (siehe hierzu auch die Internetadressen von yogischen Fachgesellschaften im deutschsprachigen Raum auf S. 160).

Auch für tiefgehende Meditation sollte man sich in fachkundige Hände begeben. Wenn man sich autodidaktisch mit Meditation vertraut machen will, dann sollte man lieber die Hände von Do-it-yourself-Anleitungen auf Videoportalen lassen und etwas Geld investieren, um sich ein Abonnement einer Meditationsapp (z. B. von Calm.com Inc.) fürs Smartphone oder Tablet zu leisten oder sich ein Hörbuch bzw. ein Buch mit CD aus dem Fachhandel anzuschaffen (Derra 2016), da hier für das Heimtraining erprobte, unbedenkliche Übungen alltagsfähiger Meditationsarten zu finden sind.

Beim Vorliegen psychischer Probleme oder Belastungen sollte man sich im Hinblick auf achtsamkeitsbasierte oder meditative Verfahren unbedingt psychologisch beraten oder betreuen lassen, da es gegebenenfalls zu depressiver Verstimmtheit und Verängstigungen kommen kann, wie eine systematische Analyse gezeigt hat (Farias u. a. 2020). So kann es gerade beim längeren Meditieren und bei bestimmten Meditationsarten wie der TM und dadurch ausgelösten tiefen Versenkungszuständen zu außerkörperlichen oder halluzinativen Erfahrungen kommen, die sehr irritierend und destabilisierend wirken können, wenn sie nicht mit einem Meditationslehrenden besprochen und kognitiv eingeordnet werden. Es kann zu einer Begegnung mit »inneren Dämonen« kommen, indem Verdrängtes auf einmal traumähnlich im Bewusstsein auftaucht. Schlimmstenfalls können traumatische Erinnerungen getriggert werden. Das ist gerade bei nichttherapierten PTBS-Betroffenen zu bedenken. Einer der Autoren, der früher in der Schmerzforschung tätig war, machte während einer intensiven Meditationssitzung beispielsweise die Erfahrung, dass es zum punktuellen Nacherleben ungewöhnlicher Schmerzempfindungen kam, die er so nur von seinen Laboruntersuchungen her kannte und die er als Auf- und Verarbeitung früherer Schmerzen interpretierte. Allein schon harmlos klingende Übungen, z. B. der Bodyscan, bei dem man den eigenen Körper in einer mentalen Reise begeht, können bei Personen, die eine starke Unzufriedenheit mit dem Körperselbstbild zeigen, etwa bei Anorexie oder Bulimie, oder gar unter einer Dysmorphophobie, einer gestörten Wahrnehmung des eigenen Körpers, leiden, zu Verschlechterungen des psychosomatischen Störungsbildes führen. Im Rahmen einer verhaltensorientierten Psychotherapie können sie dagegen zur kontrollierten Exposition und schrittweise annehmenden Auseinandersetzung mit dem Körperbild eingesetzt werden.

Relaxationsinduzierte Angstanfälle (RIA) sind bei achtsamkeitsbasierter Meditation weniger zu erwarten als bei Tiefenentspannung oder tiefergehender Meditation, vor allem auch deswegen, weil das stillschweigend akzeptierende

Beobachten etwaige unangenehme Entspannungseffekte miteinschließt. Aus der buddhistischen Meditationslehre stammt die Metapher, wonach man sich den meditativen Zustand wie eine Lotusblüte vorstellen kann, die sich erst dann über den Wasserspiegel zu erheben vermag, nachdem sie dem schleimigen, aber nährbodigen Morast entwachsen ist, den sie zum Wachstum braucht (vgl. Meditationsübung »No Mud, No Lotus« von Tamara Levitt vom 13. April 2022 in der Calm-App).

Auch wenn Meditieren helfen kann, Abstand zum Alltagsstress zu gewinnen, so ist bei der Vermittlung achtsamkeitsbasierter Strategien und Techniken im Rahmen von Entspannungstherapien und Stressbewältigungskursen darauf zu achten, dass es nicht zu stressnegierendem Eskapismus im Sinne eines Rückzugs aus der Alltagsrealität und damit einer Vernachlässigung sozialer Interessen und Aufgaben der Lebensführung kommt. Seien Sie sich stets bewusst, dass man sich bei der Meditation und anderen Versenkungstechniken stets auf dem schmalen Grat zwischen Gleichmütigkeit und Gleichgültigkeit bewegt. Ersteres kann helfen, auch den schwierigen Alltag zu meistern und sogar »auf Sicht zu fahren«, Letzteres kann einem im Extremfall die Augen »wie im Blindflug« davor verschließen.

Meditation wird vor allem zur Selbstberuhigung und Selbsterkenntnis praktiziert. Jedoch kann es durch die verstärkte Konzentration auf das eigene Selbst bei einzelnen Personen auch zu einem gewissen Egozentrismus und gar zur Selbstüberschätzung kommen (Vaughan-Johnston u. a. 2021), unter anderem, weil sie durch die Selbsterkenntnis meinen, erkannt zu haben, was für sie richtig und wichtig ist, und dies auf andere in ihrem sozialen Umfeld projizieren oder in sozialen Medien verbreiten. Versuchen Sie deshalb, beim Meditieren nicht zu sehr »abzuheben«! Trainieren sie Gleichmut, aber vermeiden Sie es, hochmütig zu werden.

## Meditieren geht über Studieren

Das Gefühl des Schwebens ist ein Wahrnehmungsphänomen, das beim Meditieren durchaus auftreten kann. Deswegen werden Yogapraktizierende oder Meditierende in Cartoons und Comicdarstellungen oft schwebend auf der Yogamatte oder dem Meditationskissen dargestellt. Neurologisch kann man es sich dadurch erklären, dass es zu einer dissoziativen Ausblendung der Tiefensensibilität und taktiler Reize kommt und der Körper als getrennt von der Auflage- oder Sitzfläche und somit freischwebend im Raum erlebt wird. In tiefer Versenkung kommt es zudem auch zu einer Erschlaffung der Augenmuskulatur, sodass die Augäpfel leicht nach oben kullern, wobei der gedachte Schnittpunkt beider Augenlinien in der Mitte der Stirn zu lokalisieren wäre, dort wo man das sogenannte dritte Auge oder Scheitelauge aufzeichnet und das Stirn-Chakra als Symbol des meditativen Bewusstseinszustandes verortet.

Meditative Effekte halten in der Regel nur zeitlich begrenzt an und ihre Aufrechterhaltung im Sinne eines klaren und bewussten Geistes erfordert eine regelmäßige, am besten tägliche Praxis. Dabei sind morgendliche Meditationsrituale vorzuziehen. So kann man mit wachem Verstand und entspannt in den Tag starten. Zu spät am Abend sollte man dagegen nicht mehr meditieren, da dies eher aktivierend und somit schlafhemmend wirken kann. Hier sind dann eher Entspannungsübungen und Einschlafgeschichten ratsam.

# In den Trancetiefen der Entspannung

Hypnose gilt als eines der ältesten Heilverfahren und hat eine lange medizinische und psychotherapeutische Tradition. Anfangs war es eine ganzheitliche rituelle Anwendung zur Behandlung verschiedenster körperlicher und psychischer Beschwerden. Hypnotische Wirkmechanismen lassen sich in diversen Formen von Heilungspraktiken finden, so zum Beispiel im Schamanismus. Ziel war es fast immer, mit Ritualen wie monotonen Gesängen, Tänzen und Sprüchen Geister auszutreiben, die Kranke beherrschten (Kakar 1984).

## Geschichte der Hypnose

Seit Franz Anton Mesmer, dem Urvater der modernen Hypnose, die damals noch als *animalischer Magnetismus* verstanden wurde, wurden diese Vorgehensweisen und ihre Trancephänomene zunehmend wissenschaftlich untersucht. Im medizinisch-therapeutischen Bereich des 19. Jahrhunderts wurde der Begriff »Hypnose« vom englischen Augenarzt James Braid geprägt. Ihm gelang es allein durch verbal begleitete Augenfixation auf einen Gegenstand, z. B. einen Stift, Patienten und Patientinnen in einen schlafartigen Zustand zu versetzen. Mithilfe dieser Methode führte er zahlreiche Augenoperationen unter hypnotischer Anästhesie durch, was eine rege Diskussion über neue Anwendungs- und Behandlungsmöglichkeiten auslöste. Nach der Entdeckung von Narkosemitteln wie Chloroform und Äther geriet die Hypnose im medizinischen Behandlungskontext wieder in Vergessenheit. Im Gegenzug entstanden mit der Showhypnose neue Karrieremöglichkeiten für Schausteller, die herausfanden, dass sie das Publikum belustigen konnten, indem sie Menschen unter Hypnose dazu brachten, sich zum Affen zu machen. Dieses ständige Auf und Ab hinsichtlich der wissenschaftlichen Akzeptanz der Hypnose seit ihren historischen Anfängen einerseits und den durch Bühnenhypnose genährten Vorurteilen als autoritäre, manipulative Technik andererseits erschwerte die Integration der Hypnose in Medizin und Psychotherapie. Letztlich verhalf der amerikanische Psychiater und Psychotherapeut Milton Erickson der Hypnose durch seine Forschungsergebnisse und Publikationen zu einer regelrechten Renaissance, was dazu führte, dass die moderne Hypnotherapie in den letzten beiden Jahrzehnten zunehmend Anerkennung und Verbreitung fand. Beflügelt wurde die Hypnoseforschung weiter durch die

Einführung moderner bildgebender Technologien, wodurch neurophysiologische Korrelate der Hypnose erstmals wissenschaftlich objektivierbar wurden. Plötzlich war es möglich, schwarz auf weiß und in Farbe zu belegen, dass hypnotische Trance mit Schlaf nichts gemeinsam hat, wie das griechische Wort »hypnos« suggeriert, sondern vielmehr einer besonderen Art tiefentspannten Wachzustands entspricht, der sich als vierter Bewusstseinszustand von aktivem Wachsein, Schlaf und Traum abgrenzen lässt. Vereinfacht ausgedrückt verhält sich hypnotische Trance zum Wachbewusstsein wie der Traum zum Schlaf: Das Gehirn ist im Trancezustand also vergleichsweise imaginativer und lebhafter. Übertragen auf die mythologische Begriffsprägung würde dies bedeuten, Hypnose verhält sich zum Wachbewusstsein wie Morpheus, der Gott der Träume, zu seinem Vater Hypnos, dem Gott des Schlafes. Weshalb Hypnose eigentlich *Morphose* heißen müsste.

## Mysterium Trance

Hypnotische Trance bezeichnet einen veränderten Bewusstseinszustand, der sich insofern vom normalen Wachbewusstsein unterscheidet, als dass eine erhöhte kognitive und psychosomatische Flexibilität zu beobachten ist (Revenstorf 2008). Konkret lassen sich dabei Veränderungen auf unterschiedlichen Ebenen beobachten. Am auffälligsten auf der subjektiv-kognitiven Ebene sind Einengung der Aufmerksamkeit, verbesserter Zugang zu emotionalen Inhalten bei gleichzeitig erhöhter Affekttoleranz, Erleichterung des dissoziativen Erlebens und weitgehend unkritische Empfänglichkeit für Suggestionen, der sogenannten Trancelogik, bis hin zu veränderter Zeit- und Körperwahrnehmung und intensiverer Vorstellungskraft (Bongartz u. a. 2000). Auf physiologischer Seite erweist sich das vegetative Nervensystem – wie auch vom AT bekannt – in besonderer Weise einer suggestiven Beeinflussung zugänglich. Spektakulär sind die dokumentierten psychoimmunologischen und psychoendokrinologischen Suggestionswirkungen, die Senkung der Glukokortikoide und die Zunahme der Lymphozyten, also der weißen Blutkörperchen, im Blut (vgl. Bongartz u. a. 2000, Kaiser-Rekkas 2016). Nachgewiesen sind ebenfalls zahlreiche hirnphysiologische Auswirkungen der Trance, darunter neurophysiologische Aktivierungsmuster in bestimmten Hirnarealen wie beispielsweise dem anterioren Cingulum, welchem eine zentrale Bedeutung in der Schmerzverarbeitung und somit der hypnotischen Anästhesie zukommt (Halsband 2009). Auf psychomotorischer Ebene lassen sich unwillkürliche Bewegungsphänomene, z. B. die Armlevitation, erzeugen, die zudem therapeutisch genutzt werden können.

# So gleitet und geleitet man in Trance

Im Behandlungskontext kann prinzipiell zwischen dem klassischen und dem modernen indirekten Ansatz der Hypnose unterschieden werden. Die klassische Hypnose ist primär auf symptomorientierte Behandlung ausgerichtet und versucht, belastendes Erleben oder Verhalten mit zielgerichteten Suggestionen zu verändern. Diese können als affirmative Behauptungen (»Sie sind nun tief entspannt«) oder imperative Instruktionen (»Entspannen Sie sich«) formuliert werden. Kennzeichnend für den klassischen Ansatz ist, dass den Patienten und Patientinnen gewissermaßen direkt suggeriert wird, was sie erleben oder wie sie sich verhalten sollen. Das setzt voraus, dass zwischen Hypnotisierenden und Hypnotisierten eine Übereinstimmung bezüglich des Ablaufs und der Interventionsziele besteht (vgl. Stokvis 1955). Obwohl diese eindeutigen Vorgaben der hypnotischen Reagibilität vielen Menschen entgegenkommen, können dabei auch innere Widerstände auftreten. Weniger direkte Formulierungen können dann hilfreich sein, um die suggestive Autorität des Therapeuten zu reduzieren und das Unbewusste des Patienten mehr in den Vordergrund zu rücken. Statt »Ich sage Ihnen, dass Sie sich heiter und gelöst fühlen« heißt es dann: »Und die Entspannung ist wie eine Garantie, die Ihnen sagt: Sie fühlen sich heiter und gelöst«. Diese indirekte Trancesprache ist ein Kernelement der modernen Hypnose.

Von Milton Erickson um 1960 begründet und von vielen anderen Hypnosefachleuten weiterentwickelt, stellt die moderne Hypnose eine Erweiterung der klassischen Hypnose dar. Anders als bei der klassischen Vorgehensweise richtet sich das gesamte Vorgehen dabei weniger nach einem festen, standardisierten Schema, sondern vielmehr nach dem, was der Patient an geeigneten Ansatzpunkten und Ressourcen für die Hypnose mitbringt. Das Grundprinzip ist die Nutzbarmachung existierender Ressourcen durch hypnotische Suggestionen. Es gilt, Ressourcen, die im Unbewussten der Patienten und Patientinnen schlummern, zu aktivieren oder zu optimieren und somit Fähigkeiten zur Problemlösung und Symptomreduktion zu erschließen. Der vertrauensvolle Beziehung zu den Patienten und Patientinnen, auch therapeutischer Rapport genannt, ist Türöffner zu deren Gefühls- und Gedankenwelt. Im Mittelpunkt steht die lebensgeschichtliche und funktionale Bedeutung der Symptomatik. Berücksichtigt werden die psychodynamischen Zusammenhänge, die psycho- oder verhaltensanalytisch interpretiert werden. Während sich die klassische Hypnose, vereinfacht ausgedrückt, als symptomorientierte Suggestivtherapie in Trance bezeichnen lässt, ist die moderne Hypnose ein ganzheitliches, ressourcen- und lösungsorientiertes sowie »personzentriertes« Behandlungsverfahren. Dabei geht es darum, sich intensiv auf die innere Erlebenswelt der Hypnotisanden einzulassen und den Zugang zu emotionalen Lösungsfindungen zu bahnen (vgl. Bongartz u. a. 2000).

Die moderne Hypnose mit ihren neuen kreativen Techniken hat zweifelsohne maßgeblich zur Erweiterung des psychotherapeutischen Repertoires beigetragen. Allerdings sollte dies nicht zum Fehlschluss verleiten, dass dadurch die klassische Methode als obsolet oder weniger gut zu verabschieden wäre. Vielmehr entscheiden die Individualität der Patienten und Patientinnen und die jeweilige Indikationsstellung, welche Vorgehensweise am besten geeignet ist. In der psychotherapeutischen und medizinischen Praxis erfreut sich oftmals gerade die Kombination beider Ansätze einer hohen Wirksamkeit und Akzeptanz aufseiten der Patienten. Exemplarisch seien im Folgenden zwei ausgewählte Hypnosetechniken skizziert, die Konfusionstechnik und die Metaphorik.

**Konfusionstechnik** Zu den wirkungsvollsten Kunstgriffen der Einleitung von Trance sowie deren Vertiefung zählt die Verwirrungs- oder Konfusionstechnik. Beabsichtigt wird damit, das gewohnte Bezugssystem der Person außer Kraft zu setzen und somit eine Neustrukturierung zu ermöglichen. Konfusion wird zum Beispiel herbeigeführt, indem ein Überangebot an pseudoplausiblen Informationen dargeboten wird, welches die natürliche Aufnahmekapazität des Gehirns übersteigt. Typisch sind vorgesprochene Satzfolgen wie: »Ihr Bewusstsein wird lernen, was Ihr Unbewusstes schon automatisch weiß und kann völlig unbewusst bleiben, da ihr Unbewusstes für sich weiter lernt, ohne dass Sie sich dessen bewusst sind ...«. Und? Auch schon einen Knoten im Gehirn? Wenn ja, dann hat sich Ihr Gehirn in einen leichten Verwirrtheitszustand begeben, der Ihr Bewusstsein soweit überfordert, dass es gewillt ist, die Kontrolle über das weitere Nachdenken abzugeben und somit zunehmend in Trance gerät. Die Konfusionstechnik ist besonders effizient bei verkopften Personen, die sich durch eine vernunftkritische, hochintellektuelle Haltung auszeichnen, die dem Einlassen auf neue erlebnisorientierte Denkweisen im Wege stehen kann.

Die Verwendung von Konfusionstechniken setzt immer voraus, dass individuelle Zustände und Eigenschaften sowie therapeutischer Kontext und Rapport dies zulassen.

**Metaphorik** Metaphern können auf vielseitige Weise wirkungsvoll eingesetzt werden. Eine prägnante Geschichte ist immer besser erinnerbar als abstrakte Argumente, da ihr Inhalt gleich doppelt, also dual kodiert, das heißt semantisch wie auch szenisch-bildhaft, im Gehirn abgespeichert wird. Metaphern können im

Behandlungsverlauf mit vielfältigen Zielsetzungen eingeflochten und gegebenenfalls im Lauf der Behandlung weiterentwickelt werden. Metaphern, die zum aktuellen Erleben der Patienten und Patientinnen passen, eignen sich besonders, um verborgene Ressourcen und ungeahnte Kräfte zu aktivieren. Für die Zielsetzung, sich von einem Laster, einer Beschwerde oder einem Symptom zu befreien, kann etwa unter Rückgriff auf Märchen, Sagen oder frei erfundene Geschichten von Heldenfiguren erzählt werden, die trotz Schwierigkeiten und widriger Umstände »das Böse besiegt« haben. Geschichten können durch die Identifikation mit dem Helden oder der Heldin helfen, Unsicherheit und Hilflosigkeit abzubauen, indem sie stellvertretend das Urvertrauen in die eigene Selbstwirksamkeit stärken. Metaphern können auch zur Einleitung von Suchprozessen genutzt werden, indem sie in einen neuen Kontext einführen, auf den der Patient seine Sichtweise übertragen kann. So kann direkt mit Symptomen gearbeitet werden, indem diese metaphorisch umgedeutet oder verändert werden. Ein »hämmernder« oder »brennender« Schmerz könnte durch die bildhafte Hammerassoziation in neue Bezüge gesetzt werden, wodurch in der Trancefantasie Wege zum Umgang mit diesem Schmerz und seiner Dämpfung oder Löschung ausgelotet werden können.

Bei der Induktion in den Trancezustand wird die Aufmerksamkeit der Hypnotisanden sukzessive auf deren inneres Erleben gelenkt, was durch die vom Hypnotisierenden anzustrebende suggestiv monotone Sprechweise mit zum Satzende abfallender Stimmstärke noch begünstigt wird. Über die vorgesagten tranceeinleitenden Suggestionen wird zudem die intime Behandlungsbeziehung, der Rapport zwischen Hypnotisierten und Hypnotisierenden, hergestellt, bei dem die Behandelnden mehr und mehr die Führung über das Trancegeschehen übernehmen. Für die klassische Augenfixationsmethode, bei der die Spitze eines Stiftes oder der Zeigefinger der Hypnotisierenden mit offen gehaltenen Augen fixiert werden soll und wodurch die Augen nach einer gewissen Zeit unwillkürlich zu ermüden beginnen, könnte eine Rapport herstellende Verbalsuggestion folgendermaßen lauten: »Und Sie spüren, wie Ihre Augen müde werden, Sie können Ihre Augenlieder sich schließen lassen oder nicht schließen, so wie es für Sie angenehm ist, jetzt oder später ...«. Die indirekte Hypnoseanleitung kommt zumeist mit rein verbalen Induktionen aus, die bestehende oder angeregte Körpererfahrungen und Stimmungszustände aufgreifen und so oftmals ein quasi unmerkliches Hingleiten in die Trance bewirken. Beispielhaft könnte dies wie folgt formuliert sein: »Jetzt können Sie Ihre Aufmerksamkeit nach innen lenken, spüren, wie Ihr Atem in seinem eigenen Rhythmus fließt, ohne dass Sie etwas Besonderes tun müssen, spüren, wie es sich anfühlt, entspannt im Sessel zu liegen, sich sicher gehalten zu fühlen ... und dieses Gefühl mal auf sich wirken zu lassen, zu spüren, wie sich die Muskeln zunehmend entspannen ...«. Die tranceinduzierende Wirkung kann durch das als »Pacing« bezeichnete Angleichen des Sprechrhythmus an den Atemrhythmus der Patienten und Patientinnen zusätzlich verstärkt werden. Hierdurch ergibt sich eine Möglichkeit der verstärkten Leitung (engl.: »leading«) durch die Hypnotisierenden, indem diese allmählich die Patienten und Patientinnen mitnehmen und den eigenen Rhythmus vorgeben, wie Tanzpartner, die die Führung übernehmen.

**TIPP** Zur Intensivierung des hypnotischen Erlebensprozesses können direkte Vertiefungssuggestionen wie: »Sie können tiefer und tiefer gehen ...« oder indirekte wie: »Und dieses Erleben weiter zu vertiefen, geht einher mit einem Gefühl tiefer Gelöstheit und Entspannung ...« eingestreut werden. Zusätzlich bieten sich mentales Runterzählen von zehn nach eins oder die bildliche Vorstellung, eine Treppe hinunterzusteigen, an – wenn es schneller gehen soll, kann auch die Rolltreppe runtergefahren oder der Lift genommen werden.

Wiederholungen von Suggestionen sowie atemrhythmisiertes Sprechen dienen ebenfalls der Vertiefung der Trance. Trance ist ein sehr individuelles Phänomen, das sich graduell entwickelt. Und so variiert auch die Trancetiefe von Person zu Person. Hinweise auf diese Einzigartigkeit der hypnotisierten Person können ebenfalls als Suggestionen zur Trancevertiefung inkludiert werden, zum Beispiel: »Jeder Mensch reagiert auf seine ganz persönliche und einzigartige Art. Es gibt keinen zweiten Menschen auf der Welt, der genau Ihre Erfahrungen und Ihre Geschichte hätte. Genauso individuell ist die Tranceerfahrung, die sich jetzt weiter vertiefen kann ...«.

In der Interventionsphase können verschiedenste therapeutische Techniken wie Exploration, Exposition oder Re-Imagination genutzt werden. In der Entspannungshypnose, deren Ziel in der allgemeinen Erholung liegt, wird in aller Regel auf suggestivunterstützte Fantasiereisen zurückgegriffen. Das vorstellungsmäßige Aufsuchen eines Ruheortes oder lauschigen Plätzchens wäre möglich, aber auch lebhaftere Orte sind denkbar. Wir erinnern uns an Patienten und Patientinnen, die als Fantasiereiseziel einen Fallschirmsprung oder eine Fahrt im Heißluftballon wählten, da diese einige der wenigen Orte darstellten, an denen sie für Telefonanrufe oder Kurznachrichten unerreichbar und somit völlig ungestört waren.

Die entspannungsfördernde Hypnose kann auch als Therapiemodul eingesetzt werden, z. B. bei der Verhaltenstherapie im Kontext der systematischen Desensibilisierung. Kombinieren lässt sich Hypnose ebenfalls mit anderen Entspannungstechniken, etwa indem unter hypnotischer Trance die Formeln des AT als Suggestionen eingestreut werden.

Um die Langzeitwirkung der Erholungstrance zu verstärken, können posthypnotische Suggestionen integriert werden. Auch diese können entweder direkt oder indirekt gegeben werden: »Und es wird Ihnen von jetzt an jeden Tag besser gelingen, das, was sie heute hier gelernt haben, für sich zu nutzen« bzw. »Der Effekt kann anhalten, weil sich Ihr Körper daran erinnert«. Allgemein gilt: Je höher die Vorstellungskraft der Hypnotisanden ist, umso tiefgreifender können die Wirkerfahrungen sein. Patienten und Patientinnen, die sich nur schwer auf die Hypnose einlassen, sich nur mühsam auf innere Bilder konzentrieren oder diese überhaupt nicht generieren können, wie es bei Personen mit Aphantasie, also fehlendem bildlichen Vorstellungsvermögen, der Fall ist, werden von der hypnotischen Erfahrung kaum bis wenig profitieren. Für diese Patientengruppe kann eine technikgestützte Vorgehensweise, etwa eine mithilfe virtueller Realität (VR) induzierte Trance gewinnbringender sein (Hoffmann 2020). Personen mit Aufmerksamkeitsdefizitstörung (ADS) können dann gut in Trance gebracht werden, wenn die Hypnotisierenden gemäß dem Pacing-Prinzip einen den schnellen Aufmerksamkeitssprüngen angemessenen, beschleunigten Sprachrhythmus finden.

Um eine gute Eingrenzung des Hypnosezustands sicherzustellen, ist immer eine Rückführung zur Reorientierung am Hier und Jetzt erforderlich. Wenn beispielsweise zur Vertiefung der Trance die Zählmethode angewandt oder das Bild einer absteigenden Treppe gewählt wurde, dann kann es für die Tranceausleitung sinnvoll sein, dasselbe rückwärts beziehungsweise aufsteigend zu wiederholen. Wichtig ist dabei, genügend Zeit einzuplanen und einen guten Abschluss für die Hypnosesitzung zu finden. Hier ein Beispiel für eine Trancerücknahme mit Zählmethode:

»Wenn Sie bereit dazu sind, schließen Sie jetzt oder gleich die Trance ab und nehmen sich dafür die Zeit, die Sie brauchen, wissend, dass alles, was Sie heute hier an Positivem, Schönem, Bereicherndem, Neuem gelernt und erlebt haben, in ihrem Unbewussten weiterwirken wird ... Es ist Ihre persönliche Erfahrung, eine Erfahrung, die allein Ihnen gehört, aus der Sie jederzeit schöpfen können, die Sie ab nun begleiten wird ... Langsam begeben Sie sich nun auf den Rückweg, indem Sie in Ihrem eigenen Rhythmus von zehn nach eins zählen, und noch mal nachspüren, was sich bereits positiv verändert hat, noch einmal nachwirken lassen, was Sie heute an neuer Klarheit, Selbstvertrauen, Zuversicht, Beruhigung erlebt haben, um dann bei eins frisch, erholt und munter mit neuer Vitalität und Energie wieder im Alltag angekommen zu sein.«

**TIPP** Damit das, was in der Hypnose erlebt, erfahren und gelernt wurde, ungebremst nachwirken kann, sollte das Gespräch nach Beendigung der Hypnose möglichst kurz ausfallen. Je nach Situation sollte die Möglichkeit gegeben sein, noch einige Minuten in der Praxis zu verweilen, um die Hypnose ausklingen zu lassen und sich neu zu fokussieren. Allzu lange Autofahrten sollten im Anschluss an eine Hypnose vermieden werden, da aufgrund der entspannenden Wirkung der Hypnose je nach Behandlungsthema noch mit einem gewissen Grad an Müdigkeit zu rechnen ist, der das Reaktionsvermögen im Straßenverkehr einschränken könnte.

## Wofür Hypnose gut ist und wofür nicht

Entsprechend der Zielsetzung und Indikationsstellung können hypnotische Techniken als alleinige Behandlungsstrategie oder in Kombination mit anderen therapeutischen Verfahren eingesetzt werden. Die therapeutisch eingesetzte Hypnose ist ein nebenwirkungsarmes Verfahren mit vergleichsweise hoher Effizienz und Akzeptanz, das ungeahnte Wirkpotenziale und Ressourcen zu mobilisieren vermag. Dennoch hat Hypnose als therapeutisches Werkzeug auch Grenzen und birgt bei unsachgemäßer Anwendung grundsätzlich auch Risiken. Nicht angezeigt ist die Anwendung von Hypnose bei akuter Suizidalität oder wenn, wie bei floriden oder prodromalen Psychosen, eine psychotische Dekompensation zu befürchten ist. Ferner ist eine skeptische, passiv-rezeptive Grundhaltung der Patienten und Patientinnen dem therapeutischen Rapport wenig zuträglich (Burkhard u. a. 2009). Beim Vorliegen etwaiger Gegenanzeigen sollte Hypnose nicht oder zumindest nicht ambulant sowie nur von entsprechend geschulten Behandelnden und stets unter medizinischer Betreuung erfolgen.

Hypnotherapeutische Interventionen in der Behandlung somatischer, psychischer und psychosomatischer Störungen greifen auf Heilungsimaginationen zurück, die sowohl die Ursachen- als auch die Symptomebene tangieren können. Ihre Wirkstärke wurde in Metaanalysen für diverse Störungsbilder aus den Feldern der Psychosomatik und Medizin eindeutig belegt (Häuser u. a. 2016). Die tranceimmanente erhöhte Dissoziationsfähigkeit, bei der man den Körper ruhen und das Unbewusste sich um den Genesungsprozess kümmern lässt, kann im Rahmen der Schmerzbehandlung genutzt werden. Ängste und depressive Episoden nach gravierenden Diagnosen und Eingriffen sowie die Bewältigung von Nebenwirkungen der Chemotherapie fallen ebenfalls in diesen Anwendungsbereich der Hypnotherapie (Carlson u. a. 2018). Bei einer Vielzahl von Verhaltensproblemen, wie Rauchen oder übermäßigem Essen, hat sich besonders die Kombination mit verhaltenstherapeutischen Interventionen bewährt.

# Exkurs: Wenn Worte schmerzen können

Arzt-Patienten-Gespräche und Diagnoseübermittlungen im Besonderen stellen emotional aufgeladene Situationen dar, in denen sich oft eine spontane, nicht gewollte Negativtrance bei Patienten und Patientinnen einstellt. Gerade wenn starke Ängste, Schmerzen oder Unsicherheiten erlebt werden, geraten Menschen in einen psychischen Ausnahmezustand, in dem sie in besonderer Weise schutzbedürftig und empfänglich für Suggestionen sind. Das logische Denken ist vermindert, das bildliche Vorstellungsvermögen erhöht und Negationen können nur begrenzt verstanden werden. Konsequenz: Die Worte des Arztes bekommen eine überhöhte Gewichtung und wirken nicht selten wie sich selbst erfüllende Prophezeiungen. Umso bedeutsamer ist es, dass Ärzte sich dieser Situation bewusst sind und die richtigen Worte finden. Denn diese wollen wohl gewählt sein, können sie gleichsam Linderung und Seelenheil bewirken oder aber Schmerz und Seelenpein verschlimmern.

Die Erkenntnisse aus der Hypnotherapie können für eine effektive Arzt-Patienten-Kommunikation genutzt werden. Vorab gilt zu beherzigen, dass »gut gemeint nicht immer gut gemacht ist«. Hierzu ein kurzes Beispiel aus dem Praxisalltag: Die Ärztin sagt zum Patienten: »Sie brauchen keine Angst zu haben, es wird nur kurz piksen.«

Sollen Angstzustände im Umfeld einer medizinischen Intervention auf verbalem Wege behoben werden, sind unbeabsichtigte negative Formulierungen möglichst zu vermeiden. Dadurch wird nämlich die Aufmerksamkeit auf den unerwünschten Erlebenszustand – hier Angst und Pikser – gerichtet, dieser ins Bewusstsein geholt und damit aktiviert. Als Ergebnis wird genau das Bild mental vergegenwärtigt, das eigentlich beseitigt werden soll. Effizienter ist es, den unerwünschten Zustand überhaupt nicht zu erwähnen, sondern nur das, was im Positiven erreicht werden soll. Machen Sie den Selbsttest und spüren Sie nach, wie anders es sich anfühlt, wenn Sie diese ärztliche Aussage lesen: »Sie können sich beruhigt zurücklehnen, wir werden uns jetzt gut um Sie kümmern.«

Zu den Merkmalen einer wirksamen Arzt-Patienten-Kommunikation sollte demnach neben einem authentischen und empathischen Interaktionsstil die Vermeidung negativer Suggestionen sowie der gezielte Gebrauch positiver Wachsuggestionen gehören, etwa »Machen Sie es sich schon mal bequem« statt »Legen Sie sich schon mal auf die Bahre«.

# Faktencheck Hypnose

Obschon Hypnose heute gut erforscht ist und ihre Wirkeffekte bei zahlreichen Anwendungsfeldern und Symptomatiken umfassend belegt sind, finden sich teils immer noch gängige Vorurteile und falsche Vorstellungen in den Köpfen, auch von Kollegen und Kolleginnen aus Gesundheitsberufen. Daher möchten wir im Folgenden in aller Kürze die fünf gängigsten Fehlvorstellungen zur Hypnose aus dem Weg räumen. Dies gehört zudem zu den wichtigen Aufklärungsmomenten im Vorfeld einer erstmaligen Tranceinduktion.

## Macht Hypnose widerstandslos?

In der fachgerecht durchgeführten klinischen oder medizinischen Hypnose werden Personen durch den Trancezustand in die Lage versetzt, ihre eigenen Kräfte besonders wirkungsvoll zu entfalten und die für die Problemlösung und Beschwerdelinderung nötigen Ressourcen in sich selbst zu mobilisieren. Erklärtes Ziel des Vorgehens ist es, der hypnotisierten Person zu mehr Kontrolle über ihr eigenes Handeln und ihre psychophysischen Reaktionen zu verhelfen. In diesem Sinne kann eine Person anders als in Science-Fiction- oder Fantasyromanen dargestellt auch nicht gegen ihren Willen manipuliert oder zu Handlungen motiviert werden, die dem moralischen Kompass der Person widersprechen. Zwar erlebt man sich in Trance etwas willenlos, dies aber nur, weil der kritische Verstand umgangen wird, um neue kreative und intuitive Lösungswege zuzulassen. Die Entscheidung darüber, ob man diese Wege dann auch gewillt ist, zu gehen, obliegt der hypnotisierten Person selbst. Für laienhafte, showhypnotische oder anderweitige unsachgemäße Hypnoseanwendungen können unbeabsichtigte Schädigungen (körperlicher oder psychischer Natur) dennoch nicht ausgeschlossen werden. Für jedwede Hypnosebehandlung wird daher unbedingt empfohlen, sich an ausgewiesene Psychotherapeuten und -therapeutinnen oder Mediziner und Medizinerinnen mit entsprechender Zusatzqualifikation in Hypnose zu wenden. Entsprechende Listen sind den Webseiten der Fachgesellschaften für Hypnose zu entnehmen (siehe S. 158).

## Sind wir alle hypnotisierbar?

Die Frage nach der Hypnotisierbarkeit des Menschen bewegt nicht nur viele Laien, sondern hat auch große Bedeutung für die therapeutischen Indikationen. Nach überwiegender Einschätzung wissenschaftlicher Experten auf dem Gebiet ist die Hypnotisierbarkeit in der Bevölkerung zwar individuell verschieden, aber normal verteilt. Höchstens zehn Prozent gelten als nicht beeinflussbar (refraktär) bzw. nicht hypnotisierbar. Jedoch kann ein bestimmter Teil davon durch häufiges Hypnotisieren oder unter bestimmten situativen Bedingungen suggestibel werden. Etwa zwanzig Prozent sind sehr tief hypnotisierbar und sogar in der Lage, somnambule Zustände zu erreichen. Die Mehrheit der Bevölkerung erzielt Trancetiefen, die im moderaten Bereich liegen. Letztere erweisen sich aber aufgrund des erhaltenen bewussten Ichanteils für die Hypnosetherapie meist als besonders günstig (Kossak 2013).

## Kann man in der Trance stecken bleiben?

Die Befürchtung, nicht eigenmächtig aus der Trance erwachen zu können oder wie in einem ewigen Albtraum oder schlechten Drogentrip darin gefangen zu bleiben, ist unbegründet. Die Trance kann von den Hypnotisanden selbstständig aufgelöst werden, sollte der Zustand aus irgendeinem Grund als unangenehm empfunden werden. Anders formuliert: Es ist unmöglich, ungewollt in der Trance stecken zu bleiben. Selbst wenn keine Rückführung durch den Therapeuten erfolgte, etwa wenn dieser im Extremfall ohnmächtig würde, kehrt das Wachbewusstsein nach einer gewissen Zeit wieder zurück – wie beim Erwachen nach dem Schlaf, wenn es über einen längeren Zeitraum keine Suggestionen von außen gibt. Unter Umständen kann jedoch eine fehlende oder mangelhafte Wiederaufhebung der Trance zu vorübergehenden milden Kopfschmerzen, leichter Benommenheit oder Orientierungslosigkeit führen, vergleichbar mit einem Moment, in dem man plötzlich aus dem Schlaf gerissen wird.

## Ist Hypnose nur bloße Einbildung oder Wunschdenken?

In der Hypnose wird inneren Vorstellungsbildern Raum gegeben, sodass sie unbewusste Lösungsprozesse in Gang bringen können. Wortwörtlich gesprochen könnte man meinen, dass die Wirkkraft der Hypnose auf »Einbildung« beruht, im übertragenen Sinne des Wortes sind die Effekte der Hypnose aber, wie wir oben gesehen haben, ganz real, ergo keinesfalls nur eingebildet. Durch Suggestion und Imagination kann der Dialog mit dem Unbewussten angeregt werden, während einschränkende Aspekte des kontrollierenden Wachbewusstseins schlichtweg ausgehebelt sind. So kann man die Hypnotisanden beispielsweise in Trance erleben lassen, wie sie auf eigene Entwicklungspotenziale vertrauen und Wege und Lösungen für Probleme finden können, etwa durch gedankliche Projektionen in zukünftige Situationen – ganz im Sinne eines verhaltenstheoretischen Expositionstrainings *in sensu*. Somit können eingeschliffene Denk- und Handlungsmuster relativ schnell und nachhaltig aufgebrochen werden. Dennoch ist Hypnose keine Zauberformel. Vielmehr ist sie ein mentales Werkzeug, das im Safe Space der Trance neue Lernerfahrungen auf Basis vorhandener, wenn auch vor dem Bewusstsein verborgener Erlebnismöglichkeiten und Handlungsfähigkeiten ermöglicht. Es ist wichtig, das während der Hypnosesitzung Erfahrene und Gelernte auch außerhalb des Behandlungszimmers aktiv in den praktischen Lebensalltag zu übertragen und zu integrieren. Dieser Transfer kann durch sogenannte posthypnotische Aufträge gefördert werden. Auch das spätere Nachhören von Audioaufnahmen der Hypnosesitzung sowie das Erlernen und eigenständige Praktizieren von Autohypnosetechniken sind sinnvoll. Hypnose bahnt somit lediglich den Weg zum inneren verwunschenen Garten, ihn selbst zu begehen, kommt man nicht umhin.

## Ist Hypnose mehr als »nur« Entspannung?

Obschon Hypnose primär entspannend, angstlösend und somit tief erholsam ist, stellt der körperliche Zustand der Entspannung – im Gegensatz zum AT und von der Ruhehypnose abgesehen – kein definiertes Merkmal der Hypnose dar (Bongartz u. a. 2000). Während man sich bei der reinen Ruhehypnose, die auch als Leerhypnose bezeichnet wird, ausschließlich auf die Herstellung eines erholsamen, regenerierenden Ruhe- oder Entspannungszustandes beschränkt, gehen die vielseitigen Anwendungsmöglichkeiten der Hypnose für medizinische und psychotherapeutische Zwecke weit darüber hinaus. Die Herstellung von Entspannung oder das Aufsuchen eines sicheren Ortes unter Trance ist als Basistherapeutikum zu sehen und in aller Regel der Ausgangspunkt für die weiterführende therapeutische Arbeit.

# Biofeedback oder Wenn reine Entspannungsmethoden nicht funktionieren

Entspannung ist nicht immer einfach. Das hat verschiedene Gründe. Besonders bei dauerhafter Belastung sind Körperwahrnehmung und individuelle physiologische Regulation als Stressantwort oftmals empfindlich gestört. Dies erklärt beispielsweise, warum gerade chronisch gestresste Menschen häufig gar nicht in der Lage sind, entsprechende Frühwarnzeichen bei sich selbst zu erkennen. Sie fühlen sich nicht gestresst und ziehen Stress nicht als mögliche Ursache für ihre Beschwerden in Betracht. Aber auch Personen, die deutlich unter ihren stressbedingten Symptomen leiden und eine entsprechend hohe Veränderungsmotivation aufweisen, können Probleme mit der Auswahl und Umsetzung von Entspannungsmethoden haben. Zudem gibt es Störungsbilder, bei denen es zu Resistenzen bezüglich AT, PR und achtsamkeitsbasierten oder ähnlichen Verfahren kommen kann. Unter Umständen können sich Störungen dadurch sogar verschlimmern. Hier kann Biofeedback (BFB), das übrigens nichts mit Bioresonanz[15] zu tun hat, ein vielversprechender alternativer oder therapiebegleitender Ansatz sein. BFB bietet unter anderem die einzigartige Möglichkeit, den Erfolg von Entspannungsübungen zeitgleich zu objektivieren, zum Beispiel am Monitor zu veräußerlichen und sogar kleinste positive Veränderungen hautnah mess- und erfahrbar zu machen.

Biofeedback hat sich in den 1960er-Jahren aus unterschiedlichen Forschungszweigen heraus entwickelt und hat sich unlängst als wissenschaftlich fundiertes verhaltensmedizinisches Verfahren etabliert, dass nicht nur bei der Behandlung von Störungen, die auf psychophysiologischen Fehlregulationen beruhen, zum Einsatz kommt. Anwendung findet die Methode ebenfalls in den Bereichen der Gesundheitsförderung und Prävention, des Coachings und der Leistungsoptimierung. Biofeedback ist damit mehr als eine reine Entspannungsmethode (Rief u. a. 2011). Dem Verfahren gebührt gewissermaßen eine Sonderstellung innerhalb der klinischen und gesundheitspsychologischen Therapiemethoden. Der Oberbegriff

15 Die sogenannte Bioresonanztherapie ist eine im Bereich der Esoterik zu verortenden Methode. Behauptet wird, dass dabei mittels besonderer Apparaturen krankmachende elektromagnetische Felder innerhalb des Körpers erfasst und durch Löschung geheilt werden. Biofeedback dagegen ist eine klinisch erprobte und naturwissenschaftlich fundierte verhaltensmedizinische Therapiemethode.

Biofeedback gliedert sich in peripheres Biofeedback, welches die vom vegetativen und motorischen Nervensystem regulierten bzw. gesteuerten Körperfunktionen umfasst, und in Neurofeedback (NFB), das sich auf die Aktivität des zentralen Nervensystems, also die Hirnaktivität bezieht. Die nachfolgenden Ausführungen geben einen Überblick über Anwendungsgebiete und Wirkmechanismen des peripheren BFB. Neurofeedback, insbesondere das EEG-BFB, wird gesondert im nachfolgenden Kapitel (siehe ab S. 102) behandelt.

## Das A und O des Biofeedbacks

Beim Biofeedback werden psychovegetative und -motorische Prozesse, die autonom bzw. unwillkürlich ablaufen, elektronisch mithilfe entsprechender Apparaturen gemessen und in Echtzeit an die trainierende Person rückgemeldet. Die biologischen Signale werden über Sensoren oder Elektroden erfasst und anschließend entweder optisch, akustisch oder taktil, etwa als Verlaufsdiagramm auf einem Bildschirm, als variierender Ton über Lautsprecher oder als wechselnde Schwingung über ein Vibrationsgerät zurückgemeldet. Mit dieser Hilfe ist es möglich, innerkörperliche Abläufe bewusster wahrzunehmen. Ziel und Zweck der BFB-Behandlung ist das Anstoßen von Lernprozessen in Form von Neukonditionierungen und gedanklichen sowie verhaltensmäßigen Neuausrichtungen. So lässt sich positiv auf die psychohygienische Selbstregulation inklusive der Entspannungsfähigkeit und der damit erlebten Selbstwirksamkeit Einfluss nehmen (Neblett 2016, siehe Abbildung 7, S. 94).

Das grundlegende Wirkprinzip von BFB ist die operante Konditionierung, also das Lernen durch Konsequenzen. Demnach treten ein Verhalten oder eine physiologische Reaktion häufiger auf, wenn diesen ein verstärkender Reiz folgt. Reaktions- und Verhaltenshäufigkeit können durch positive Verstärker, also angenehme, belohnende Konsequenzen oder durch negative Verstärker in Form wegfallender unangenehmer, sog. strafender Konsequenzen gesteigert werden. Besonders wichtig beim BFB-Training ist ein positiv verstärkendes Feedback. Aber auch das Nachlassen unangenehmer Symptome, etwa körperlicher Schmerzen, kann für den Transfer des Gelernten in den Alltag förderlich sein. Um einen maximalen Trainingserfolg zu erzielen, muss das zu beeinflussende Körpersignal gemäß lern- und motivationspsychologischen Prinzipien (a) zeitlich kontingent, das heißt unmittelbar auf die gewünschte Körperreaktion, erfolgen, und (b) von der Person selbst als positiv und wohlfühlend erlebt werden. Dem BFB kommt dabei zugute, dass sich das operante Konditionierungsprinzip keineswegs nur auf Körperfunktionen, die der Willkürmotorik unterliegen, beschränkt, sondern ebenso auch für die des Vegetativums gilt. So gehören zu den geläufigsten und praktisch relevantesten Messparametern für das BFB die elektrische Aktivität oder der Spannungsgrad der Muskulatur, die Herz-Kreislauf-Aktivität in Form von Herzfrequenz- und Durchblutungsmessung sowie die elektrodermale Schweißdrüsenaktivität und die Atemtätigkeit.[16] Oft greift man auch auf die Messung der Hauttemperatur zurück, die zwar nur eine indirekte approximative, dafür aber technisch einfachere Messung der Hautdurchblutung darstellt.

**ABBILDUNG 7** Regelkreis des Biofeedback-Prinzips

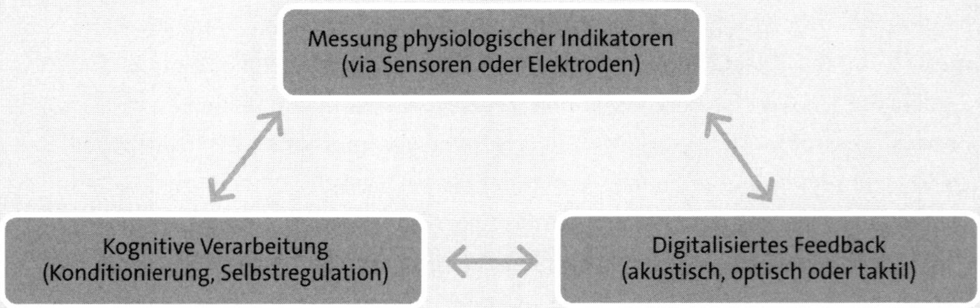


Die mittels Sensoren oder Elektroden erfassten Biosignale werden über eine Computersoftware so aufbereitet, dass sie in verständlicher, leicht wahrnehmbarer Form zurückgemeldet werden können. Durch das BFB wird dem zentralen Nervensystem und der mentalen Informationsverarbeitung eine externe perzeptive Rückmeldung über die veränderlichen interozeptiven Prozesse (s. S. 70, Fußnote 12) zugeführt. Die Rückmeldung in Echtzeit erlaubt ein unmittelbares Erleben und Begreifen der Körperprozesse und begünstigt somit die selbstregulierende Einflussnahme. Die Rückmeldung ermöglicht im Sinne eines operanten Versuch-und-Irrtum-Lernens bzw. durch den gezielten Einsatz von Entspannungsübungen oder imaginativer Strategien eine absichtliche und willentliche Beeinflussung der erfassten Parameter.

16 Nützliches Faktenwissen: Durch die Messung der Hautleitfähigkeit an der Handinnenfläche kann die Intensität des sog. emotionalen Schwitzens und damit der Aktivitätsgrad des Sympathikus erfasst werden. Diese Form des Schwitzens dient nämlich nicht der Thermoregulation, also der Kühlfunktion des Körpers, sondern stellt eine reine Stressreaktion des sympathischen Nervensystems dar.

An- und Entspannung der Muskulatur bei der PR oder die Handerwärmung beim AT lassen sich zudem auch in Kombination mit EMG- und Temperatur-BFB sichtbar machen. Gerade bei skeptischen oder auch technikaffinen Patienten und Patientinnen können die somit objektivierten Effekte die Trainingsmotivation und das Gefühl der Selbstwirksamkeit steigern.

Durch das kontinuierliche Spiegeln beziehungsweise das sinnliche Erfahrbarmachen innerer physiologischer Abläufe in Echtzeit werden die Aufmerksamkeit und das Bewusstsein für unwillkürliche körperliche und psychische Vorgänge geschärft, was zur Verbesserung der Körper-Geist-Verbindung führt. Eine verbesserte Körperwahrnehmung kann zusätzlich zur Belastungsreduktion beitragen, indem körperliche Signale korrekter eingeschätzt und als weniger angsteinflößend erlebt werden. Dazu gehört etwa bei chronischen Schmerzen, die Signale des eigenen Körpers frühzeitig zu erkennen und gegenzusteuern. Ein bedeutsamer Wirkfaktor für den Behandlungserfolg ist nicht zuletzt die kognitive Komponente, die das Verständnis von Zusammenhängen zwischen Stress, körperlichem Arousal, dysfunktionalen Gedanken und der Verstärkung der Symptome begünstigt: Welchen Einfluss nehmen meine Gedanken auf meine Anspannung? Wie wirkt meine momentane Stimmung auf meine Anspannung? Auch positive Behandlungserwartungen können entscheidend zum Erfolg von BFB beitragen. BFB wirkt tiefgreifend und tangiert unterschiedliche Ebenen, die das menschliche Erleben und Verhalten beeinflussen.

Für das Feedback wird häufig ein Kurvendiagramm zum Aufzeigen des Amplitudenverlaufs verwendet. Der Anstieg der Kurve auf dem Monitor entspricht dem Anstieg des Biosignals und umgekehrt. Alternativ kann ein akustisches Signal mit variabler Tonhöhe oder Lautstärke, einzeln oder in Kombination mit der visuellen Darbietung, als Feedback genutzt werden. Je nach Indikationsstellung und persönlichen Präferenzen kann das BFB-Training auch mithilfe von Videos, Spielen oder Animationen ausgestaltet werden. So lassen sich Veränderungen des Muskeltonus etwa mithilfe einer »Muskelkraftsäule«, die sich entsprechend der aktuellen Muskelspannung farblich und in ihrer Höhe ändert, auf einem Bildschirm rückmelden. Für den pädiatrischen Behandlungskontext stellt gerade die Einbettung der Rückmeldung in Computerspiele eine geeignete Schnittstelle dar, die sich förderlich auf die Motivation und die Adhärenz, also die Befolgung des Behandlungsplanes, auswirkt.

# Biofeedback in der Praxis

Die Methode eignet sich besonders zur Einbettung in multimodale Behandlungsansätze, ergänzt um Physiotherapie und Entspannungstraining oder in Kombination mit weiteren psychotherapeutischen Verfahren, etwa im Sinne BFB-gestützter Verhaltenstherapie oder tiefenpsychologischer Therapie. Die BFB-Therapie enthält Elemente aus der Psychoedukation über biopsychosoziale Zusammenhänge, Lerntheorie und Stressregulation. Die Behandlung erfolgt unabhängig vom Störungsbild nach den drei Ts: Testung, Training und Transfer. Nach der diagnostischen Eingangserhebung folgt die eigentliche Trainingsphase und darauf aufbauend die oft häuslich geübte Übertragung und Generalisierung der Effekte in den Alltag. Je nach verwendeter Feedbackmodalität und Indikationsstellung existieren standardisierte Verlaufsprotokolle mit Richtlinien zur Dauer und Anzahl der Trainingssequenzen (Windthorst u. a. 2015).

## Testung

Nach der Anamnese und einer auch für Laien verständlichen Vorstellung der Methode kommt es zur eingehenden pathophysiologischen Befundaufnahme. Dazu wird eine entsprechende Erhebung der Baseline für den gewählten Messparameter sowie ein Reaktions- beziehungsweise Stresstest zur Messung der Reagibilität verschiedener ausgewählter Biomarker unter Belastung durchgeführt. Auf dieser Grundlage werden dann Zielparameter festgelegt und der eigentliche Trainingsablauf geplant und entsprechend vorbereitet. Zu der Vorbereitungsphase gehört auch die Vermittlung von Wissen über psychophysiologische Störungsmodelle wie dem Teufelskreis der Angst oder dem Spannungsschmerzzyklus sowie nähere Informationen über die abgeleiteten Indikatoren und Parameter. Ebenso wichtig ist das Hinterfragen persönlicher Einstellungen, insbesondere subjektiver Krankheitstheorien und krankheitsrelevanter Verhaltensweisen. Auch die Förderung einer positiven Veränderungserwartung ist Teil der Vorbereitung. Vor dem Beginn einer Biofeedbackbehandlung sind wie bei anderen psychologischen Therapien mögliche organische Ursachen der Beschwerden und etwaige Kontraindikationen abzuklären.

## Training

In der Trainingsphase wird ganz konkret an eine Selbstkontrolle der ausgewählten Bioindikatoren herangeführt und ausgiebig geübt. Die Trainierenden sollen selbstentdeckend lernen, wann, wie und wodurch die Körpersignale verändert werden.

Dabei werden sie von den Trainern und Trainerinnen auf etwaige Modulationsfaktoren wie Körperhaltung, Gedankeninhalte und Ähnliches aufmerksam gemacht. Lerntheoretisch spricht man hier von Shaping, einem schrittweisen Heranführen an das gewünschte Reaktionsniveau. Dabei soll darauf geachtet werden, wodurch eine Veränderung des Feedbacksignals herbeigeführt werden kann und wie sich diese Veränderung anfühlt. Wichtig ist, dass Personen ihre eigenen inhärenten Strategien finden, um die physiologischen Reaktionen zu modulieren. Da Selbstregulation ein sehr individueller Prozess ist, gibt es nicht die eine, einzig richtige Strategie. Durch die Benutzung von Schwellenwerten kann – im Sinne der operanten Konditionierung – das Erreichen von Sollwerten zusätzlich positiv verstärkt werden. Dabei ist es wichtig, zu beachten, dass das gewählte Feedbacksignal, wie zum Beispiel eine zu erzielende Tonhöhe, auch von der Person als wohlklingend erlebt wird. Mit zunehmenden Kontrollfähigkeiten werden die Übungsbedingungen variiert und der Schwellenwert angepasst, um den Lernprozess und die Übungsmotivation zu stimulieren. Dabei sei bemerkt, dass auch hoch technisierte Verfahren nicht ohne therapeutisches Know-how auskommen. Es gilt, das richtige Ausmaß an belohnendem Feedback zu geben. Nur so werden der Lernerfolg und die Therapiemotivation maximal gefördert und Stagnation oder Frustration beim Training verhindert. Eine unterstützende therapeutische Haltung, verbale Verstärkung und solide anwendungsbezogene Kompetenzen tragen ebenfalls maßgeblich zum Erreichen der Therapieziele bei. Dies bedeutet auch, dass man die Patienten und Patientinnen – vom häuslichen Training mit mobilen Heimgeräten abgesehen – nicht allein, sondern stets unter fachlicher Anleitung trainieren lässt.

## Transfer

In der Schlussphase geht es um die situative Generalisierung der Effekte und die Übertragung des Gelernten in den Alltag. Die Psychoregulation der gewünschten Körperabläufe kann auch unter schwierigeren oder widrigeren Umständen als im Praxiszimmer gelingen. Dies wird erleichtert, indem bereits frühzeitig Übungen ohne Feedback, etwa mit geschlossenen Augen oder einem schwarzen Bildschirm, während des Trainings durchgeführt werden. Mit zunehmenden Kontrollfähigkeiten wird das Training dann sukzessive auf relevante Alltagssituationen übertragen. Das eigenverantwortliche Üben in verschiedenen Lebensbereichen ist fester Bestandteil der Behandlung und kann beliebig mithilfe von Übungstagebüchern oder portablen Heimtrainingsgeräten unterstützt werden. Alternativ können auch punktuelle Boostersitzungen einige Wochen nach Behandlungsende hilfreich sein, um die gelernten Strategien nachhaltig zu festigen.

## Indikationen und Kontraindikationen

Biofeedback zählt zu den besonders nebenwirkungsarmen nichtinvasiven Verfahren. In der Behandlungspraxis wird bestenfalls vereinzelt über temporäre Müdigkeit oder Erschöpfung nach dem Training berichtet. Generell zeichnet sich die BFB-Behandlung altersübergreifend durch hohe Akzeptanz und Adhärenz aufseiten der Patienten und Patientinnen aus. Besonders die spielerische Herangehensweise schafft oftmals einen motivierenden Zugang. Die Effizienz der BFB-Therapie in Psychosomatik und Psychotherapie ist durch zahlreiche kontrollierte Therapiestudien gut belegt. Umfassende Evidenz liegt vor zur Behandlung von chronischen Schmerzen wie Kopfschmerz vom Spannungs- und Migränetyp[17] sowie Rückenschmerzen, von Bruxismus und Tinnitus, unorganischen Schlafstörungen, essenzieller Hypertonie, Reizdarmsyndrom und Angststörungen (Martin u. a. 2009). Biofeedback kann entweder spezifisch oder unspezifisch zur Beschwerdelinderung eingesetzt werden. So kann etwa ein Handerwärmungstraining zur gezielten Verbesserung der krankheitsbeteiligten Durchblutung bei Morbus Raynaud führen, darüber hinaus aber auch zur allgemeinen Verbesserung der Entspannungsfähigkeit durch Senkung der sympathisch kontrollierten Gefäßverengung beitragen (vgl. Tabelle 7 , S. 99).

In der Regel wird auf Basis der vorliegenden Beschwerden gemeinsam mit den Patienten und Patientinnen bedarfsorientiert über das Behandlungsvorgehen entschieden und festgelegt, welche Parameter und welche Trainingsprotokolle am zielführendsten sind. Trotz erwiesener Wirksamkeit der Methode gibt es aber auch Einschränkungen. Zwar sind bislang keine abgesicherten Kriterien über Kontraindikationen beschrieben, dennoch ist besondere Vorsicht bei der Anwendung von Biofeedback beim Vorliegen schwerer psychiatrischer Erkrankungen geboten, etwa bei Psychosen mit akuter Dissoziationsgefahr, Manie, hochgradigen Zwangsstörungen sowie Störungen mit ausgeprägter Beeinträchtigung des Gedächtnisses, insbesondere Demenzen. Daneben sind auch persönliche Einstellungen und Präferenzen aufseiten der Patienten und Patientinnen mitzuberücksichtigen. Wenig geeignet erscheint das Biofeedback als aktive, technikunterstützte Behandlung verständlicherweise für Patienten und Patientinnen, die ein einseitig passives Rollenverständnis im Verhältnis zu den Behandelnden einnehmen oder einer apparativ gestützten Vorgehensweise ablehnend gegenüberstehen. Generell sollten immer die individuellen Erfordernisse und Möglichkeiten vor Beginn einer Biofeedbackbehandlung abgewogen werden und in einen individuell zugeschnittenen Therapie- oder Trainingsplan einfließen.

17 Beim Clusterkopfschmerz ist die Biofeedbacktherapie nach heutigem Wissensstand und aufgrund der entsprechenden Pathophysiologie dagegen wirkungslos.

**TABELLE 7** Auswahl an Biofeedback-Behandlungsformen (in Anlehnung an Waschulewski-Floruss u. a. 2015)

| Modalität | Parameter | Anwendungsgebiete |
|---|---|---|
| sensumotorisch | elektromyografisch (EMG-) bestimmter Muskeltonus | Spannungskopfschmerz, Bruxismus, chronischer Rückenschmerz usw. |
| kardial | elektrokardiografisch (EKG-) bestimmte Herzrate (HR) bzw. HR-Variabilität (HRV) | Panikattacken mit oder ohne Agoraphobie (Platzangst), Hypochondrie, Burnout, Sporttraining usw. |
| psychogalvanisch | elektrodermale Aktivität (EDA), insbesondere Hautleitwert als Indikator des Sympathikotonus | akute und chronische Stressbelastung, spezifische und soziale Phobien usw. |
| vasomotorisch | plethysmografisch bestimmte Blutfülle (z. B. an Schläfen- oder Fingerarterien) als direkter Indikator für die Hautdurchblutung u. indirekter Indikator für die HR (Puls) | u. a. bei Morbus Raynaud (Handerwärmung) und Migräne (Vasokonstriktion und Handerwärmung) |
| thermisch | Temperatur-Messung als indirekter Indikator für die Hautdurchblutung | u. a. bei Morbus Raynaud und Migräne (s. o.) |
| respiratorisch | Messung der Atemfrequenz und -tiefe mittels Dehnungsgurt | Panikattacken, Asthma, akute und chronische Stressbelastung usw. |

# Fehlerquellen beim Biofeedback

Das sogenannte Vasokonstriktionstraining gilt in Verbindung mit dem Handerwärmungstraining als Goldstandard der nichtmedikamentösen Migränebehandlung (Kropp u. a. 2016). Ziel ist die allgemeine Verbesserung der Selbstregulation der Gefäßmotorik, um die Häufigkeit und Intensität von Migräneattacken zu reduzieren bzw. Anfälle zu verhindern. Beim Handerwärmungstraining wird gelernt, die Hauttemperatur durch Dilatation der peripheren Blutgefäße willkürlich zu erhöhen.

Die Handerwärmung darf allerdings nur in schmerzfreien Zeitintervallen durchgeführt werden. Im Falle einer sich anbahnenden Attacke ist eine periphere Dilatation kontraindiziert und kann unter Umständen das Migränegeschehen sogar noch verschlimmern. Bei den ersten Anzeichen einer Attacke, in der sogenannten Prodromalphase, ist dagegen das Vasokonstriktionstraining angezeigt. Hierbei wird an der oberflächlich gelegenen Schläfenarterie gezielt eine willkürliche Verengung des Gefäßes herbeigeführt, um so den sich anbahnenden Anfall zu verhindern bzw. dessen Dauer und Intensität zu verringern.

Die meiste Zeit wird unsere Atmung autonom gesteuert. Im Alltag und ganz besonders in Stresssituationen atmen viele Menschen zu schnell und zu flach, weshalb gezieltes Atemtraining einen wichtigen Stellenwert im Kontext der Entspannung einnimmt. Wenn Personen sich in Entspannungsübungen erstmals bewusst auf ihre Atmung konzentrieren, neigen sie oftmals zur Überatmung. Gerade bei den ersten Sitzungen mit Biofeedbackatemtraining oder Herzratenvariabilitätstraining zur Synchronisierung von Atmung und Herzschlag kann dies, zum Beispiel infolge einer zu intensiven Bauchatmung, in Erscheinung treten (Schmidt u. a. 2017). In dem Fall ist es wichtig, darüber aufzuklären und ggf. Hilfestellungen zu geben, z. B. Vorstellungsbilder, die eine natürliche Rhythmisierung der Atmung unterstützen. Man denke hier etwa an das vorgestellte Aufblasen eines Luftballons beim Einatmen, aus dem man ausatmend langsam und unangestrengt die Luft rauslässt.

Wenn das Biofeedback nicht zum gewünschten Erfolg führt, kann es mitunter hilfreich sein, Trainierende nicht nur im engeren Sinne *operant* aufgrund zufällig erzielter Konsequenzen lernen zu lassen, sondern zusätzlich durch den aktiven Einsatz zielfördernder Strategien. So könnte man sich z. B. beim Vasokonstriktionstraining etwas Kühles wie den Sprung ins kalte Wasser vorstellen oder beim Handerwärmungstraining an das Sonnenbad im letzten Urlaub denken. Zu Beginn des Trainings sollte aber auf derartige mentale oder imaginative Strategien verzichtet werden, da sie der Entwicklung eines erweiterten Bewusstseins für die autonomen Regelungsprozesse unter Umständen im Wege stehen können.

Damit das Biofeedbacktraining nachhaltig stabilen Erfolg hat, müssen Personen lernen, unabhängig vom Computer zu werden. Damit die Übertragung des Gelernten auf konkrete Alltagssituationen gelingt, sollten bereits während des Trainings Übungen durchgeführt werden, die das zwischenzeitliche Ausblenden des Feedbackbildschirms zur Folge haben. Alternativ können Transferkarten wie Screenshots des Trainingsbildschirms ausgedruckt und den Patienten und Patientinnen mit nach Hause gegeben werden. Das wiederholte Anschauen der Transferkarte erleichtert es – im Sinne eines konditionierten Reiz-Reaktions-Musters –, die gelernte physiologische Verhaltensreaktion in konkreten Alltagssituationen hervorzubringen.

Wichtige Voraussetzung für jedes Biofeedbacktraining ist eine möglichst störungs- und fehlerfreie Ableitung der physiologischen Messparameter. Bei elektrodermalen Ableitungen, welche in der Regel an der Innenfläche oder Fingern der nichtdominanten Hand erfolgen, sind handelsübliche Elektrodenpasten zur

Ableitung anderer Biosignale ungeeignet. Hier sollte eine Paste verwendet werden, deren Elektrolytkonzentration der des Schweißes ähnelt, um das elektrodermale Signal möglichst nicht zu verändern. Zur Vorbehandlung der Ableitorte wird empfohlen, ggf. die Hände mit warmem Wasser und ohne Seife zu waschen, da Letztere zu einem Aufquellen sensibler Hautschichten führt und die Leitfähigkeit senkt. Bei fettiger Haut kann die Ableitstelle vorab mit Alkohol gereinigt werden (Gramann u. a. 2009).

# Neurofeedback oder Entspannung durch die Hintertür

Entspannung ist vor allem Hirnsache. Schließlich werden alle mentalen Erregungs-, Konzentrations- und Entspannungszustände im Gehirn reguliert, um das Erleben und Verhalten mit den Gegebenheiten der Umwelt in Einklang zu bringen. Was sich dabei konkret zwischen unseren Ohren abspielt, bleibt uns verschlossen. Für unsere Hirnaktivität haben wir in der Regel keinerlei Wahrnehmung. Das ist auch nicht erforderlich, solange alles einwandfrei funktioniert und wir uns flexibel und optimal auf alle situativen Bedingungen einstellen können, d. h., in fordernden Situationen die notwendige Aufmerksamkeit und Leistungsfähigkeit aufbringen, in Ruhezeiten entspannen und regenerieren können. Ist die Selbstregulationsfähigkeit des Gehirns jedoch gestört, weil bestimmte Hirnbereiche zu viel oder zu wenig oder zum falschen Zeitpunkt aktiviert werden, können sich Beschwerden und psychische Störungen manifestieren, die unsere Leistungs- und Entspannungsfähigkeit beeinträchtigen. So sehr wir uns auch willentlich bemühen, der Kopf spielt nicht mehr mit. Die gute Nachricht ist: Wir sind unserem Gehirn keineswegs blind ausgeliefert. Manchmal führt der Lösungsweg schlichtweg durch die Hintertür des Bewusstseins. Angesiedelt an der Gehirn-Computer-Schnittstelle hat die Neurofeedbackmethode einen nichtinvasiven Zugang zur zielgerichteten Veränderung neuronaler Korrelate des Erlebens und Verhaltens geschaffen.

Kurz gesagt: Neurofeedback ist eine Biofeedbackvariante zur Verbesserung der Selbstregulationsfähigkeit des Gehirns, wobei die unbewusst ablaufende Hirnaktivität wahrnehmbar und somit bewusstseinsfähig gemacht wird. Durch diese »Rückspiegelung« der Aktivität des eigenen Gehirns an sich selbst entstehen Rückmeldeschleifen, die es dem Gehirn ermöglichen, seine eigene Autorschaft zu erkennen und sein Verhalten zielgerichtet zu verändern.

Der Sammelbegriff Neurofeedback (NFB) steht für eine Vielzahl von Verfahren und kann neben der Elektroenzephalografie (EEG) unter anderem über funktionelle Magnetresonanztomografie (fMRT) und funktionelle Nahinfrarotspektroskopie (fNIRS) erfolgen. Die letzten beiden Verfahren sind vorwiegend Gegenstand aktueller Forschungen, während im klinischen, präventiven und leistungsoptimierenden Behandlungskontext mehrheitlich das Neurofeedback, das auch EEG-Biofeedback genannt wird, zum Einsatz kommt. Entsprechend der Zielsetzung unseres Buches, praxisnahe Entspannungsverfahren sach- und fachverständlich zu vermitteln, beschränken wir uns im Folgenden auf eine ausgewählte Variante des EEG-Biofeedbacks. Für weiterführende Literatur verweisen wir auf Haus u. a. (2020).

## Als das Hirn abging wie Schmidts Katze

Als vor etwa hundert Jahren der deutsche Psychiater Hans Berger das EEG erfand, gelang ihm damit ein historischer Durchbruch, der die Weiterentwicklung der Neurowissenschaften und die klinisch-psychologische Behandlungspraxis nachhaltig prägte. Berger war einer der Ersten, die entdeckten, dass Denkprozesse, Wachheit und emotionale Zustände wie etwa Angst sowie Krampfanfälle mit bestimmten EEG-Mustern korrelieren (Millett 2001). In einigen seiner frühesten Aufnahmen, die Ende der 1920er-Jahre entstanden, identifizierte er Hirnwellen im 8 – 12 Hz-Bereich, die er *Alpha*-Wellen nannte. Er beobachtete Amplitudenerhöhungen, sogenannte Spikes, in diesem Frequenzband, wenn seine Probanden die Augen schlossen oder sich in einem Zustand körperlicher und geistiger Ruhe befanden (Millett 2001).

Bis dahin war jedoch die Ableitung von Hirnwellen über das EEG ein rein diagnostisches Werkzeug. Dies sollte sich entscheidend ändern, als der amerikanische Neurophysiologe Barry Sterman durch Zufall entdeckte, dass NFB-Training Epilepsieanfälle reduzieren kann. Im Rahmen seiner Forschungstätigkeit im Schlaflabor an der University of California führte er ein klassisches Verhaltenstraining mit Katzen durch: Die Katzen wurden mit Milch belohnt, wenn sie einen bestimmten Hebel betätigten, zeitgleich wurde ihr EEG kontinuierlich aufgezeichnet. Dabei erwartete er, dass die Katzen während des Wartens auf das Signal zur Hebelbetätigung einschlafen würden. Stattdessen maß er einen besonderen Rhythmus im EEG der Versuchstiere, der im Frequenzbereich von 13 – 15 Hz lag und bei dem die Tiere hellwach und zugleich motorisch ruhig und entspannt waren. Das entdeckte Frequenzmuster bezeichnete er als sensomotorischen Rhythmus (SMR), benannt nach dem Bereich der Hirnrinde, an dem das Frequenzmuster mit Elektroden abgeleitet wurde. Daraufhin änderte er die Versuchsanordnung seines Experimentes und die Katzen wurden nur noch belohnt, wenn sie SMR-Aktivität erzeugten. Tatsächlich ließ sich dieser EEG-Rhythmus über operante Konditionierung verstärken.

Als Sterman unabhängig von diesen Experimenten Jahre später von der NASA den Auftrag erhielt, die Nebenwirkungen von Raketentreibstoffdämpfen zu untersuchen, testete er dies an seinen Katzen. Fast alle Tiere erlitten infolge der Chemikalien epileptische Anfälle. Lediglich bestimmte Katzen schienen resistent zu sein. Eine genaue Analyse der Herkunft jedes einzelnen Tieres zeigte, dass die SMR-trainierten Katzen diejenigen waren, die »resistent« gegen epileptische Anfälle waren.

Eine Mitarbeiterin in Stermans Team, die zufällig an Epilepsie litt und nicht auf die medikamentöse Behandlung ansprach, war von diesem Ergebnis fasziniert und lernte im Selbstversuch, ihr Gehirn mit belohnenden Rückmeldungen auf den SMR-Rhythmus zu trainieren. Es gelang ihr, im Verlauf der Zeit die Zahl ihrer Anfälle deutlich zu reduzieren. Dies gab den Anstoß, den therapeutischen Nutzen von NFB-Feedback im Kontext der Epilepsiebehandlung systematischer zu erörtern. Dabei fielen weitere positive Effekte des NFB-Trainings auf, wie etwa die Verbesserung der Schlafqualität, der Konzentrations- und der Entspannungsfähigkeit. Eine Übersicht zu diesen Arbeiten und weiteren klinischen Anwendungen von NFB bei Aufmerksamkeitsdefizit- und Hyperaktivitätssyndrom (ADHS) und Depression finden sich bei Sterman (2000).

## Wenn man mit dem Gehirn auf einer Wellenlänge ist

In der EEG-Ableitung werden die neuronalen Aktivitäts- oder Schwingungsmuster, d. h. das Wechselspiel zwischen Erregung und Hemmung von Nervenzellverbänden im Gehirn, in Echtzeit erfasst und grafisch abgebildet. Messbar wird ein Signal erst dann, wenn mehrere Tausend Neuronen zusammen feuern bzw. dieselbe Veränderung zum selben Zeitpunkt zeigen. Entsprechend dem Hebb'schen Axiom »*What fires together, wires together*« wird jede Erfahrung, jeder Gedanke, jedes Gefühl und jede körperliche Empfindung Tausende von Neuronen aktivieren, die ein neuronales Netz bilden. Taktgeber für die rhythmischen Oszillationen, die sich an der Schädeloberfläche ableiten lassen, sind tiefer gelegene Hirnstrukturen, insbesondere Thalamus und Formatio reticularis, die die Erregung und Hemmung in den verschiedenen Hirnarealen steuern. Das Ausmaß der neuronalen Aktivierung spiegelt sich in unterschiedlichen Geschwindigkeiten der Hirnwellen wider. Man spricht hier von sogenannten Frequenzbändern, in die sich das EEG mathematisch zerlegen lässt.

Üblich ist die Unterteilung in Delta (1 – 3 Hz), Theta (4 – 7 Hz), Alpha (8 – 12 Hz), Sigma bzw. SMR (13 – 15 Hz), mittleres Beta (< 15 – 18 Hz) und hohes Beta (18–30 Hz), wobei die trennscharfe Definition der Frequenzbänder in der Literatur variiert.

Obschon die einzelnen Frequenzbänder in ihrer Funktion oft vereinfacht dargestellt werden, um den Aktivierungsgrad des Gehirns und seine mentalen Zustände zu beschreiben, ist die Hirnaktivität in Wirklichkeit komplex und »polyrhythmisch«, d. h., es koexistieren gleichzeitig immer unterschiedliche Hirnwellentypen im EEG. Je nach Bewusstseinslage, wie Wachheitsgrad oder Aufmerksamkeitsfokussierung, sind lediglich bestimmte Frequenzbänder im Verhältnis zu anderen ausgeprägter.

Im Zustand wacher Ruhe und Entspanntheit überwiegt das Alpha-Frequenzband. Die Alpha-Wellen steigen darüber hinaus sprunghaft an, wenn man die Augen schließt und werden mit dem Öffnen der Augen durch Beta-Wellen ersetzt. Der Alpha-Rhythmus hängt nämlich wesentlich davon ab, wie viele Reize das Gehirn über die Sinnesorgane erreichen. Den gleichen Effekt erreicht man bei geschlossenen Augen, wenn man z. B. eine einfache Rechenaufgabe im Kopf zu lösen beginnt. Die als Berger-Effekt bezeichnete Alpha-Blockade wird beispielsweise im Rahmen der routinemäßigen EEG-Ableitung getestet, um die Reagibilität zu überprüfen. Im aktiven Wachzustand, etwa beim konzentrierten Arbeiten oder Lösen von Denkaufgaben, herrschen in der Regel niedrige Beta-Wellen vor. In Zuständen starker Angespanntheit und intensiver Emotionalität wie bei Angst und Panik dreht auch das Gehirn bildlich gesprochen am Rad und produziert vermehrt hochfrequente Beta-Wellen. Ausgeprägte Beta-Aktivität entsteht zudem in Folge der Einwirkung bestimmter tranquilisierender Psychopharmaka wie Benzodiazepinen und Serotonin-Wiederaufnahmehemmer oder während des REM-Schlafs (Thompson u. a. 2007). Bei Müdigkeit oder in Trancezuständen überwiegt dagegen der wesentlich langsamere Theta-Rhythmus. Theta-Wellen spielen ebenfalls eine Rolle bei der geistigen Verarbeitung von Gedächtnisinhalten im Sinne innerer »Langstreckenkommunikation« und sind verstärkt beim Schlafen oder beim Durchleben intensiver Erinnerungen zu beobachten. Im pathologischen Kontext spielt die Theta-Aktivität bei ADHS und Posttraumatischen Belastungsstörungen (PTBS) eine Rolle. Im traumlosen Tiefschlaf, wenn das Gehirn also nicht bei Bewusstsein ist, dominieren die Delta-Wellen (Thompson u. a. 2007).

Cave: EEG-Frequenzbänder sind beim Neurofeedback immer im Verhältnis, d. h. in ihrem Poweranteil, zum Gesamt-EEG und unter Berücksichtigung des jeweiligen Kontextes zu bewerten.

Es gibt unterschiedliche Theorien über den Wirkmechanismus von NFB-Training. Neben den Lerntheorien des operanten und klassischen Konditionierens steht die Neuroplastizität im Sinne einer strukturellen Erweiterung neuronaler Netzwerke oder der Fertigkeitserwerb, der die Selbstregulationsfähigkeit der Gehirnaktivität fördert, im Mittelpunkt. Folglich ist davon auszugehen, dass verschiedene Wirkprozesse auf unterschiedlichen Ebenen beim NFB-Training involviert sind (Strehl 2013).

Die lerntheoretische Konzeption gründet auf der Annahme, dass durch operante Konditionierung eine Veränderung neurophysiologischer Parameter erreicht wird, die wiederum eine Beeinflussung der Störungssymptomatik zur Folge hat. Dieser Lernprozess kann modellbasiert oder modellfrei verlaufen. Das hängt davon ab, ob Trainierende eine feste Vorstellung davon haben, welches Ziel mit dem Training erreicht werden soll, oder ob lediglich angestrebt wird, eine unmittelbare Verbindung zwischen Reiz und Rückmeldung herzustellen, ohne jedoch die Bedeutung zu kennen. Relevant ist diese Unterscheidung für die Instruktion und erforderliche Anstrengung seitens der Trainierenden. Im Falle des modellfreien, impliziten Lernens sollte die Übertragung in den Lebensalltag automatisch erfolgen, während beim modellbasierten, expliziten Lernen eine Anstrengung erforderlich ist.

Unabhängig von der Art der angewendeten NFB-Methode können wie bei allen Biofeedbackverfahren auch unspezifische Wirkfaktoren das Ergebnis des Trainings mit beeinflussen. Bei den Behandelnden sind dies vor allem fachliche Kompetenzen und Erwartungen. Auf Patientenseite können Selbstwirksamkeitserleben, Aufmerksamkeitsfähigkeit, Motivation und positive Erwartungshaltung den Trainingserfolg beeinflussen. Jede Person reagiert auf der Basis ihrer vorhandenen Fähigkeiten. Dabei kann die Trainingsleistung je nach Tagesform bzw. Müdigkeit zwischen den Sitzungen variieren. Wichtig ist es, unterstützend und verständnisvoll mit den Kranken zu kommunizieren, um Selbstzweifel zu beheben oder Gefühlen der Frustration vorzubeugen. Unser Gehirn ist schließlich keine Maschine. Es ist völlig normal, dass es mal gut und mal weniger gut läuft. Lernprozesse finden trotzdem immer statt.

Generell kann man sich folgendes Prinzip der Systemtheorie vor Augen halten: Wenn man an einer Stellschraube im Systemgetriebe dreht, dann werden alle ineinander verzahnten Elemente mitbewegt. NFB wirkt als Top-down-Prozess: Wer gelernt hat, in Momenten der Anspannung vermehrt Alpha-Wellen zu produzieren, der bleibt nicht nur im Kopf, sondern ganzheitlich »gechillter«, wodurch sich zugleich ganz neue Bewertungs- und Verhaltensspielräume auch im psychotherapeutischen Behandlungskontext eröffnen. Der wichtigste Lernerfolg des NFB-Trainings ist es, dass es den Übenden gelingt, ihr Gehirn in realen Lebensbedingungen in den gewünschten Aktivierungsmodus zu bringen.

## Testung

Die Planung und Durchführung eines NFB-Trainings erfolgt nach einem strukturierten Vorgehen und beginnt in der Regel mit einer umfassenden Anamnese. Einige Patientinnen und Patienten erscheinen mit einer klar umschriebenen Diagnose, andere mit unklaren Beschwerdebildern und diffusen Symptomen. Gerade bei akut auftretenden Schmerzen und neurologischen Symptomen sollte immer eine ärztliche Abklärung möglicher organischer Ursachen erfolgen, um Gegenanzeigen einer NFB-Behandlung auszuschließen bzw. die NFB-Intervention in Abstimmung mit dem behandelnden Arzt zu planen. Dann erfolgt – auf der Grundlage von Vorbesprechung und ggf. neuropsychologischen Tests – die Behandlungsplanung mit der gemeinsamen Festlegung der Zielparameter. Zum prozessbegleitenden Monitoring des Trainingserfolges und der Förderung der Trainingsmotivation kann es hilfreich sein, standardisierte Fragebogen wie Symptomchecklisten oder Befindlichkeitsfragebogen in den Behandlungsplan zu integrieren. In der Vorbereitungsphase sollte die konkrete Vorgehensweise in Abstimmung mit dem Patienten besprochen werden. Dazu gehört, dass die NFB-Methode, die abgeleiteten Parameter, das Gerät und die Sensoren selbst erklärt werden, um mögliche Ängste und Unsicherheiten abzubauen. So wäre zu versichern, dass dem Gehirn kein Strom zugefügt wird und das System keine Gedanken lesen kann. Für die NFB-Therapie gilt im Übrigen, was auch für eine klassische Verhaltenstherapie gilt: Die Beziehung zwischen Behandelnden und Übenden hat einen nicht zu unterschätzenden Einfluss auf die Aufrechterhaltung der Trainingsmotivation, den Erwerb von Selbstwirksamkeit und die Kontrollfähigkeit physiologischer Prozesse.

NFB zählt zu den nebenwirkungsarmen nichtinvasiven Behandlungsmethoden (Rief 2010). Generell erfreut sich die NFB-Therapie in der Praxis altersübergreifend einer hohen Beliebtheit und Akzeptanz. Da das Training meistens über einen Monitor erfolgt, kann es vereinzelt zu vorübergehenden Ermüdungserscheinungen der Augen oder leichten Kopfschmerzen kommen. In diesen Fällen ist es hilfreich, während des Trainingsverlaufes kurze »Verschnaufpausen« einzulegen oder die Behandelten mit geschlossenen Augen trainieren zu lassen. Besondere Vorsicht und psychotherapeutische Expertise sind geboten beim Vorliegen von dissoziativen Symptomatiken, Posttraumatischen Belastungsstörungen und Persönlichkeitsstörungen. Im Falle von akuten psychotischen Störungen und Suizidalität ist von einer NFB-Behandlung abzuraten. Solide Wirksamkeitsnachweise für NFB-Therapie in der klinischen Anwendung liefern randomisierte kontrollierte Studien für die Behandlung von ADHS, Depression, Epilepsien, generalisierter Angststörung, Posttraumatischer Belastungsstörung und Schlafstörungen (Windthorst 2015). Für andere Störungsbilder liegen ebenfalls Studien vor, die zwar prinzipiell für die Wirksamkeit des NFB-Ansatzes sprechen, für die es aber aufgrund fehlender kontrollierter Studien keine hinreichende Evidenz gibt. NFB als »Verhaltenstherapie fürs Gehirn« ist im Rahmen multimodaler Behandlungskonzepte in Psychotherapie und Psychosomatik als ergänzende Behandlungsmethode gut integrierbar und lässt sich zudem mit anderen psychotherapeutischen Ansätzen, insbesondere Verhaltenstherapie, gut kombinieren.

## Training

Grundvoraussetzung, um ein effizientes NFB-Training durchführen zu können, ist das fachgemäße Anbringen der Elektroden. Beim klassischen Frequenzbandtraining werden, je nach Trainingsprotokoll, ein oder zwei Elektroden an definierten Stellen an der Kopfhaut des Patienten bzw. der Patientin platziert, um die Hirnaktivität abzuleiten. Beispielhaft sei dies anhand eines klassischen Alpha-Trainings zur Verbesserung der Entspannungsfähigkeit illustriert. Dabei wird die aktive Elektrode entweder an die Position Cz oder Pz geklebt, die Elektrode für die Erdung am linken und die Referenzelektrode am rechten Ohrläppchen angebracht. Wichtig ist, dass die Messung des EEG-Signals möglichst spezifisch und nicht durch Artefakte verfälscht wird. Vor Beginn des NFB-Trainings sollten die Impedanzwerte der Elektroden geprüft werden, um sicherzustellen, dass eine hinreichend gute Signalübermittlung erfolgt.

Neurofeedback ermöglicht die Durchführung eines bedarfsorientierten Entspannungstrainings nach Maß.

Der Verlauf der Sitzung kann am Therapeutenmonitor verfolgt werden. Auf dem Patientenmonitor können entweder ein, zwei oder drei Frequenzbänder eingeblendet bzw. trainiert werden. Um Patienten und Patientinnen an die Methode zu gewöhnen, ist es hilfreich, zunächst mit einem Frequenzband wie Alpha zu beginnen. Dabei wird jedes Überschreiten des Schwellenwertes mit belohnendem Feedback audiovisuell belohnt, während beim Unterschreiten des Schwellenwertes Video und Musik kurzzeitig stoppen, bis das Gehirn wieder das erwünschte Aktivitätsmuster produziert. Merkt man, dass mit dem Erhöhen der Alpha-Amplitude gleichsam ein Anstieg der Theta-Wellen einhergeht, kann das Theta-Frequenzband ebenfalls auf dem Patientenmonitor eingeblendet und in seiner Intensität zielgerichtet verändert werden. Alternativ lässt sich auch ein Signal wie z. B. ein Klingelton integrieren, der immer dann ertönt, wenn Patienten – infolge ansteigender Thetaamplituden – schläfrig werden oder wenn eine zu starke nach innen gerichtete Aufmerksamkeit verhindert werden soll.

Das Feedback sollte möglichst in Echtzeit, ohne Verzögerung und auf leicht verständliche Weise erfolgen, sodass es nicht zu viel Aufmerksamkeit auf sich zieht oder zu stark ablenkt. Die Grenzwerte bzw. Schwellenwerte, an denen positives oder negatives Feedback gegeben werden, können entweder automatisiert und damit variabel während des Trainings berechnet werden oder durch eine vor dem Training erhobene Baseline bestimmt und während des Trainings manuell angepasst werden. Bei der automatisierten Berechnung geht es darum, einen vorgegebenen Prozentsatz der Zeit positives oder negatives Feedback zu bieten (Arns u. a. 2017). Bei einer manuellen Anpassung wird der Schwellenwert nach einer Baselinemessung so eingestellt, dass er leicht über bzw. unter dem Durchschnittswert liegt.

Zu Beginn des Trainings sind zunächst meist fluktuierende Feedbacksignale zu beobachten, die die unkonditionierte neuronale Variabilität widerspiegeln. Nachfolgend erreicht die neuronale Aktivität sporadisch und zufällig den Bereich der gewünschten Aktivität, bei dem die Behandelten ein entsprechendes Feedback erhalten. Für die Behandelten selbst ist zunächst unklar, wie ihr Gehirn das belohnende Feedback erhalten hat. Einige Personen entwickeln im Lauf des Trainings eigene Strategien. Das ist aber nicht immer der Fall und auch nicht unbedingt nötig. Bei nachfolgenden Rückmeldeschleifen wird die gewünschte Gehirnaktivität zunehmend gefestigt und das Gehirn lernt »unbewusst«, den gewünschten Modus herbeizuführen und seine Selbstregulationsfähigkeit zu verbessern. Zu viel positives Feedback schwächt die Lernkurve, zu viel negatives Feedback frustriert und entmutigt die Behandelten. Für die manuelle Schwellenregulation ist es wichtig, das richtige Maß an Belohnung zu finden, um Lerneffekte anzukurbeln und die Trainingsmotivation aufrechtzuerhalten. Idealerweise sollte der Schwellenwert so platziert werden, dass die Trainingsleistung der Behandelten je nach Anzahl der zu trainierenden Frequenzbänder zwischen 60 und 80 Prozent der Zeit belohnt wird.

## Transfer

Menschen lernen unterschiedlich schnell. Dabei lässt sich nicht sagen, inwiefern das Alter, die kortikale Erregungsbereitschaft, die Störungssymptomatik oder die Anfälligkeit bei Belastung hier eine tragende Rolle spielen. Der Trainings- oder Behandlungsplan sollte immer bedarfsorientiert sein und an den Ressourcen der Kranken anknüpfen. Als Richtlinie für Behandelnde kann empfohlen werden, mit einer höheren Sitzungsfrequenz zu beginnen. Dies ist ratsam, um schnell spürbare Veränderungen bei den Erkrankten herbeizuführen und die Trainingsmotivation aufrechtzuerhalten. Nach ungefähr zehn Sitzungen kann eine Trainingspause eingeplant werden, um Trainingsfortschritte zu besprechen und Transferübungen zu vereinbaren. Beim Transfer geht es um die Generalisierung des im Training erlernten Verhaltens sowohl in als auch außerhalb der Praxis im natürlichen Lebensumfeld. Der Transfer wird bereits während des Trainings in die Behandlung integriert. Dazu wird das Feedback zeitweise ausgeblendet, sodass Patientinnen und Patienten lernen, die erwünschten Aktivitätsmuster auch ohne Feedback zu erbringen. Zur Unterstützung des Transfers in den Alltag können häusliche Übungen mithilfe von Erinnerungskarten, etwa in Form eines Screenshots des Trainingsbildschirms, eingeführt werden. Diese haben den Zweck, im Sinne der klassischen Konditionierung als Hinweisreiz zu fungieren, um das gewünschte Aktivitätsmuster auch außerhalb des Trainingssettings hervorzubringen. Hinsichtlich der Anzahl erforderlicher Sitzungen gibt es keine empirischen Untersuchungen. Je nach Indikationsstellung ist eine Bandbreite zwischen zwanzig und vierzig Sitzungen anzunehmen (Strehl 2013). Ein wesentliches Erfolgskriterium beim NFB ist und bleibt das selbstständige Üben. Besonders gut eignen sich hierzu NFB-Heimtrainingsgeräte, die über eine mobile App genutzt werden können (Michaux u. a. 2017). Alternativ können in größeren Zeitabständen nach Behandlungsabschluss vereinzelte Boostersitzungen zur Auffrischung durchgeführt werden. Erfahrungsgemäß zeigt sich in diesen Auffrischungssitzungen, dass die Selbstregulationsfähigkeit noch gut erhalten ist, was Patienten psychologisch in der Zuversicht bezüglich ihrer Selbstwirksamkeit bestärkt.

# Gut verdrahtet und kognitiv vernetzt

Für die NFB-Praxis ist es von großer Bedeutung, technisch und biologisch bedingte Artefakte im EEG zu reduzieren. Das EEG-Messgerät ist de facto ein Präzisionsvoltmeter. Ziel des EEG ist es zwar, die kortikal bedingten elektrischen Potenziale an der Schädeloberfläche zu erfassen, die Elektroden können aber auch Potenziale registrieren, die ihren Ursprung nicht in der Aktivität der Hirnrinde besitzen. Sie können sowohl messtechnisch bedingt als auch elektrophysiologischen Ursprungs sein. Zu den technischen Artefakten zählen beispielsweise Überlagerungen des EEG-Signals durch Wechselstromstörungen bei schlechtem oder komplettem Ausfall der Geräteerdung, eine Störung des Signals durch externe Einstreuung infolge von Bewegungen der Person sowie durch die Elektroden bedingte Ursachen wie z. B. ein schlechter Kontakt der Elektrode zur Kopfhaut oder eine unzureichende Isolation der Elektrodenkabel. Das Auftragen eines abrasiven und leitfähigen Hautgels mithilfe eines Wattestäbchens stellt ein sanftes und schonendes Verfahren dar, um die Haut zu entfetten und leicht aufzurauen und somit den gewünschten Impedanzgrad herzustellen.

Zu den häufigsten biologischen Artefakten zählen Augenartefakte durch Lidschlag und Bewegung des Augapfels sowie Muskelartefakte, die durch Stirn- und Kiefermuskulatur bedingt sind. Hilfreich sind konkrete Anweisungen, wie eine bequeme Sitzposition einzunehmen, Stirn- und Kiefermuskulatur zu entspannen (gegebenenfalls mit leichter Öffnung des Mundes) und abrupte Kopf- und Augenbewegungen während des NFB-Trainings möglichst zu vermeiden.

Grundsätzlich ist es für Anwender weder erforderlich noch förderlich, Patientinnen und Patienten die Methode bis ins letzte Detail zu erklären. Gerade »kopflastige« Personen mit übermäßigem Kontrollbedürfnis tun sich zu Beginn häufig schwer zu akzeptieren, dass sie ihre Hirnwellen nicht bewusst steuern können. Wichtiger ist die Instruktion, sich entspannt zurückzulehnen und dem Gehirn beim Lernen zuzusehen. Hilfreich kann es auch sein, Beispiele wie Auto- oder Fahrradfahren anzuführen. Dies sind Fertigkeiten, die man einmal erlernt hat und in Folge ständig unbewusst abruft. Wenn man so will, ist der Erwerb der Beschleunigungsfertigkeit beim Autofahren auch Neurofeedback – in dem Sinne, dass hierbei die sensomotorische Kontrolle der Gaspedalbetätigung und somit des Spannungsgrades des Fußes über die als Feedback fungierende Tachoanzeige rückgekoppelt wird.

Dass unerwünschte Gedanken und Gefühle während des NFB-Trainings auftauchen können, ist ebenfalls ganz normal. Hier gilt es, eine möglichst akzeptierende Haltung einzunehmen. Man sollte die unerwünschten Gefühle und

Gedanken nicht verdrängen, aber auch nicht daran festhalten, sondern sie achtsam wahrnehmen und wieder ziehen lassen.

Die Auswahl der Feedbackmodalitäten – akustisch, optisch oder audiovisuell – sollte sich an den Vorlieben des Patienten bzw. der Patientin orientieren. Bei Entspannungstrainings bietet sich zum Beispiel ein virtueller Spaziergang durch eine Berglandschaft oder eine abstrakte Animation mit sich verändernden Formen und Farben an. Zusätzlich lassen sich Geräusche, Töne oder Musik integrieren. Wichtig ist, dass das Feedback als angenehm empfunden wird. Wenn mit geschlossenen Augen trainiert wird, wird ein auditives Feedback benötigt. Empfehlenswert sind Naturgeräusche, etwa Meeresrauschen, Vogelgezwitscher, Regentropfen oder sanfte Instrumentalmusik. Die richtige Lautstärke und die Verwendung von Kopfhörern können hilfreich sein, um störende Außengeräusche abzuschirmen. Anwender sollten im Vorfeld der Trainings die Vorlieben und auch No-Gos für bestimmte Feedbackoptionen mit den Übenden abklären. Gerade bei der Behandlung von Patienten mit Traumatisierungen sollten Anleitende ihr Augenmerk darauf richten, akustische und optische »Trigger« der Behandelten, etwa traumaassoziierte Geräusche oder Bilder, als Feedbacksignale zu vermeiden.

Während der NFB-Sitzung soll zwischendurch nach möglichen Veränderungen im Befinden gefragt werden. Dies kann hilfreich sein, damit sich Behandelte ihrer Entspannungsreaktionen im geistigen und körperlichen Erleben bewusster werden, und um sicherzustellen, dass mit den Behandelten und den Trainingsparametern alles in Ordnung ist. Einige Patienten und Patientinnen berichten bereits während der ersten Sitzung über verstärkte körperliche Ruhe oder vermehrte Klarheit im Kopf. Andere brauchen etwas länger. Wichtig ist, dass Anwender die nötige Gelassenheit, Geduld und Vertrauen in die Methode und die Lernfähigkeit des Patienten bzw. seines Gehirns vermitteln.

In der Regel gibt es für das NFB-Training keine Altersgrenze. Ausschlaggebend für die Durchführung sind zum einen die Fähigkeit, Instruktionen zu folgen und zum anderen die Entwicklung bzw. Funktionstüchtigkeit des Gehirns. Auch wenn die Studienlage mit Blick auf NFB bei älteren Menschen dünn ist, so zeigt sich in der Praxis, dass ältere Erwachsene sehr wohl vom NFB-Training profitieren können, sei es, um ihre Merkfähigkeit, Gedächtnisleistung oder Selbstregulationsfähigkeit zu verbessern (Michaux u. a. 2017). Entsprechend der kognitiven Ressourcen empfiehlt es sich, die Dauer des NFB-Trainings auf zwanzig bis 25 Minuten zu begrenzen oder kurze Trainingspausen innerhalb der Sitzung einzuplanen. Bei Kindern liegt die unterste Altersgrenze für erfolgreiches NFB-Training, je nach Grad der kognitiven Reife, meist bei acht bis zehn Jahren (Strehl 2013).

# Digitale Entspannung mit Apps, Videospielen und Virtual Reality

In den letzten Jahrzehnten haben moderne Technologien unter dem Begriff *E-Mental-Health* verstärkt Einzug in den Bereich der psychischen Gesundheitsförderung gehalten und ganz neue Perspektiven für therapeutische Behandlungsmöglichkeiten eröffnet. Sie umfassen ein breites Spektrum an digitalen Interventionen, von Psychotherapie via Videokonferenz bis hin zu Entspannungs-Apps, die den Zugang zu Gesundheitsangeboten erleichtern und bestimmte Zielgruppen effizienter erreichen können als Face-to-Face-Angebote. Befördert durch die COVID-19-Pandemie wurde die Entwicklung digitalisierter Angebote noch einmal stark vorangetrieben, angefangen beim gesteigerten Bedarf an niedrigschwelligen Zugangsmöglichkeiten über die zunehmende Spezifizierung und Standardisierung psychotherapeutischer Methoden bis hin zu vielversprechenden Wirksamkeitsnachweisen für Prävention und Versorgung psychischer Störungen.

## Kompass für den digitalen »Mental-Health-Dschungel«

Die am weitesten verbreitete Form webbasierter Interventionen zur mentalen Gesundheit sind Selbsthilfeprogramme. Das Spektrum reicht von bereitgestellten Informationen und Dokumenten über simulierte Dialoge bis hin zu interaktiven Fantasiespielen.

Manche Selbsthilfeprogramme bieten darüber hinaus die Möglichkeit einer professionellen Begleitung. In diesem Fall spricht man von begleiteten oder geführten Interventionen, bei einer Kombinationsbehandlung mit persönlichem Face-to-Face-Kontakt von gemischten Interventionen, sogenannten Blends. Dass internetbasierte Psychotherapie wirkt, ist unbestritten. Im direkten Vergleich begleiteter Selbsthilfeinterventionen (z. B. MoodGym, Deprexis oder Selfapy) mit Psychotherapien im persönlichen Kontakt zeigt die derzeitige Datenlage, dass beide in der Behandlung von Depressionen und Angststörungen gleich wirksam sind (Calbring u. a. 2018). Auch für die kombinierten Therapieformate liegen Wirksamkeitsstudien vor (Dech u. a. 2022).

Auf der Grundlage der mit internetbasierter Psychotherapie erworbenen Expertise werden seit einigen Jahren zunehmend auch präventive Angebote zur Stressbewältigung und Selbstregulation entwickelt. Wenngleich die Forschungslage im Vergleich zu therapeutisch orientierten Angeboten deutlich jünger ist, ist die Wirksamkeit von Onlineinterventionen zur Stressbewältigung gut belegt (Heber u. a. 2017). Anbieter wie z. B. Novego oder Fitbase stellen zertifizierte evidenzbasierte Onlineselbstmanagementprogramme bereit, die zusammen mit medizinischen und therapeutischen Fachleuten entwickelt wurden. Vermittelt werden darin unter anderem Kompetenzen zur Stressbewältigung mithilfe von Videos, Spielen und Entspannungsübungen, die sich ebenfalls als App auf dem Smartphone abspielen lassen.

Gut zu wissen: Krankenkassen zahlen neben der klassischen Psychotherapie auch andere präventive und therapeutische Angebote – viele davon sind digitale Anwendungen.

Gesundheits-Apps wie beispielsweise Calm umfassen meist kompakte Interventionen im Sinne von geführten Achtsamkeits- und Atemübungen sowie Assessments, die unterwegs oder während Pausen genutzt und einfach in den Tagesablauf integriert werden können. Die Atemübungen werden meist durch visuelle oder auditive Atemhilfen unterstützt, die den Trainierenden den Atemrhythmus vorgeben. Mitunter enthalten sie auch vorgelesene Entspannungsgeschichten sowie spezielle Entspannungsmusik und entspannende Geräuschkulissen wie Meeres- oder rosa Rauschen (Zhou u. a. 2012) usw. Die Übungen können entweder als eigenständige Maßnahme zur Verbesserung des Wohlbefindens genutzt werden oder problemlos mit Entspannungs- oder Stressbewältigungskursen oder klinisch therapeutischen Interventionen kombiniert werden. Mobile Anwendungen eignen sich zudem hervorragend zum Monitoring, um beispielsweise mittels kurzer Abfragen oder automatisiert über Sensoren Verhaltens- und Befindlichkeitsdaten zu erheben oder auch Verhaltensimpulse zu geben, wie z. B. die Erinnerung zur Durchführung einer Entspannungsübung. Viele Apps enthalten spielerische Elemente, wie beispielsweise das Sammeln von Punkten für die Bearbeitung bestimmter Übungen oder die Vergabe von virtuellen Belohnungen oder individuelle Fortschrittsanzeigen. Diese sog. *Gamifizierung* dient der Aufrechterhaltung der Motivation und Adhärenz der Nutzerinnen und Nutzer. Obschon mobile Angebote, insbesondere Apps, noch vergleichsweise wenig erforscht sind (Lecomte u. a. 2020), unterstreichen wissenschaftliche Untersuchungen das Potenzial mobiler Anwendungen zur Ergänzung der medizinisch therapeutischen Versorgung (Coulon u. a. 2016, Mikolasek u. a. 2018) und liefern Evidenzen für eine signifikante Reduktion von Stress, Angst- und Depressionsbeschwerden (Gál u. a. 2021).

## Vorsicht: App ist nicht gleich App

Der Markt für E-Mental-Health-Apps ist riesig. Doch nicht jede App hält, was sie verspricht. Mängel in Bezug auf Privatsphäre und Datenschutz, die meist fehlende wissenschaftliche Evidenzbasis und mangelnde Informationsqualität stellen häufige Einschränkungen dar. Ausschließlich auf Nutzerbewertungen zu vertrauen, ist demnach wenig zielführend. Zuverlässige Informationen und Expertenratings zu themen- und störungsspezifischen mobilen Applikationen sowie wichtige Orientierungshilfen zur Qualitätssicherung und Wirksamkeitsprüfung von Gesundheits-Apps bieten hingegen unabhängige Plattformen wie *Mobile Health App Database* (http://mhad.science) oder auch *One Mind Psyberguide* (https://onemindpsyberguide.org) (Garland u. a. 2021, Schultchen u. a. 2021). Das Verzeichnis für digitale Gesundheitsanwendungen (DiGA) des Bundesinstituts für Arzneimittel und Medizinprodukte liefert zudem umfassende Informationen zu digitalen Gesundheitsanwendungen, die von den Krankenkassen erstattet werden.

## Spielerisch Entspannen mit Videogames und Virtual Reality

Innovative Videospiele zur Förderung der mentalen Gesundheit haben ein breites Anwendungspotenzial. Während junge Menschen, sogenannte »Digital Natives«, selbstverständlich mit diesem Medium aufwachsen, zu dem sie einen guten Zugang haben, weil es sie intrinsisch motiviert, nutzen inzwischen auch immer mehr ältere Erwachsene Videospiele, wie zum Beispiel Karten-, Puzzle- und Triviaspiele, auf Handys und Tablets, um Stress abzubauen und geistig fit zu bleiben (Wiederhold 2020, Gao u. a. 2020).

Psychologische Unterstützung kann mithilfe von Videospielen auf vielfältige Weise angeboten werden. Spiele, die über den Unterhaltungswert hinaus Wissen und Kompetenzen vermitteln, werden als »Serious Games«, also ernsthafte Spiele bezeichnet. Einige haben einen meditativen Faktor, der stresslösend wirkt und zur Entspannungsregulation beiträgt. Andere beinhalten Geschichten, die dabei helfen können, persönliche Traumata zu verarbeiten. Das zugrunde liegende Prinzip ist die Anwendung von Verhaltensprinzipien zur Steuerung und Veränderung des menschlichen Verhaltens, bei der spielerische Simulationen verwendet werden, die gleichermaßen Lerneffekt und Transfer optimieren. Vereinfacht ausgedrückt stehen die spielerische Vermittlung von Lerninhalten und die Anwendung des Gelernten im situativen Lebenskontext im Mittelpunkt. Gut konzipiert können ernsthafte Spiele somit nachweislich das Selbstwertgefühl, die Selbstwirksamkeit und Problemlösefertigkeiten der Spielenden steigern sowie auch das krankheitsbezogene Wissen und die Therapietreue verbessern.

Serious Games schaffen einen geschützten Lernraum zum risikofreien Aufbau relevanter Selbstregulations- und Verhaltenskompetenzen.

Eines der am besten evaluierten Spiele dieser Art zur Unterstützung der Akzeptanz therapeutischer Maßnahmen und der positiven Beeinflussung der Selbstheilungskräfte ist *Re-Mission*, ein kostenloses Onlinespiel, das krebskranke junge Menschen im Kampf gegen ihre Krankheit unterstützt (Kato u. a. 2008). Psychologische Effekte von Computerspielen haben sich besonders auch in der Schmerztherapie bewährt. Das Spiel *Snow World* hilft beispielsweise Verbrennungsopfern, ihre Schmerzen besser zu ertragen und kann Studien zufolge bei Betroffenen das subjektive Schmerzempfinden um mehr als 30 Prozent reduzieren (Garrido-Ardila u. a. 2022). Das Spielprinzip ist so einfach wie genial: Umgeben von einer kühlen virtuellen Schneelandschaft schießt man mit Schneebällen auf unterschiedliche Objekte. Die kühle Ästhetik, gepaart mit der Ablenkung durch das Spielen, wirkt wie ein Analgetikum und geht mit einer signifikanten Aktivitätsreduktion in den Hirnarealen einher, die für das Schmerzempfinden verantwortlich sind. Ein weiteres Serious Game, das speziell zur Verbesserung der Emotionsregulation und Bewältigung von Impulskontrollstörungen entwickelt wurde, entstand im Rahmen des europäischen Forschungsprojektes *PlayMancer*. Ziel von *PlayMancer* ist es, problematische Einstellungen und Verhaltens- und Gefühlsprozesse von Personen mit impulsbezogenen Störungen zu verbessern. Das Videospiel nutzt Biofeedback, um den Spielenden zu helfen, Entspannungsfähigkeiten zu erlernen, bessere Selbstkontrollstrategien zu erwerben und neue Strategien zur Emotionsregulierung zu entwickeln. Durch Komponenten wie die Erkennung von Emotionen anhand von Sprache, Gesicht und physiologischen Reaktionen entstehen neue Interaktionsmöglichkeiten, während gleichzeitig spezifische impulsive Reaktionen ausgelöst werden. Das Videospiel nutzt ebenfalls peripheres Biofeedback der Herzratenvariabilität, um physiologische und emotionale Reaktionen zu modellieren und um den Spielern zu helfen, ihre Entspannungsfähigkeit und Selbstkontrollstrategien weiterzuentwickeln (Fernández-Aranda u. a. 2012).

Einige Videospielunternehmen wie *thatgamecompany* und *Glitchers* haben das Potenzial von Videospielen zur Verbesserung der psychischen Gesundheit erkannt und ihr Spieldesign an psychologischen Theorien, Kunst- und Musiktherapien orientiert, um den Nutzen für die psychische Gesundheit der Spielenden zu maximieren (Chao-Fernández u. a. 2020). Aber auch nicht eigens für den therapeutischen Gebrauch entwickelte kommerzielle Spiele lassen sich wirksam einsetzen. Studien belegen Effekte bei der Behandlung von Angstzuständen und Depressionen (Pallavicini u. a. 2020) sowie bei Stress und Einsamkeit während der COVID-19-Pandemie (Vatansever u. a. 2021). In einer randomisiert kontrollierten Studie fanden Schoneveld und Kollegen, dass das ursprünglich für therapeutische Zwecke entwickelte und jetzt im Handel erhältliche Spiel *MindLight* dieselbe Wirkung zur Angstprävention bei Kindern erzielt wie das kommerzielle Spiel *Max and the Magic Marker* (Schoneveld u. a. 2016). Ein weiteres Beispiel, das den potenziellen Nutzen kommerzieller Spiele zu therapeutischen Zwecken unterstreicht, ist *Tetris*. In einer experimentellen Untersuchung konnte gezeigt werden, dass das Spielen von Tetris direkt nach dem Anschauen traumatischen Filmmaterials die Anzahl unerwünschter, unwillkürlicher Erinnerungsflashbacks bei gesunden Probanden reduzieren konnte (Holmes u. a. 2009). Dass der Computerklassiker sogar eine Chance für die psychologische Erstversorgung nach einem realen Trauma sein kann, dafür sprechen die Befunde von Kessler u. a. (2018). In ihrer Studie konnte eine tetrisbasierte Verhaltensintervention die Symptomlast durch intrusive Flashbacks bei 16 von zwanzig Traumapatienten signifikant reduzieren. Was hat es also mit Tetris auf sich? Ähnlich wie bei den bifokalen Ansätzen ist davon auszugehen, dass die Wirkeffekte auf Prinzipien der Interferenz und Gedächtniskonsolidierung zurückzuführen sind. Konkret bedeutet das: Durch die Erinnerung an ein belastendes Ereignis werden jene neuronalen Netzwerke für räumlich-bildliche Verarbeitung im Gehirn aktiviert, die ebenfalls für räumlich-visuelle Spiele relevant sind. Die wiederholte Kopplung dieser unvereinbaren Zustände bewirkt, dass die traumabedingt eingebrannte Gedächtnisspur wieder abgeschwächt eingespeichert wird und die an die Erinnerung gekoppelte emotionale Intensität verblasst. Dass andere Videospiele diese Wirkung nicht oder nur teilweise erzielen konnten, unterstreicht zugleich die Notwendigkeit weiterer Forschungen in Bezug auf die Nutzbarkeit kommerzieller Spiele für eine störungsbezogene und therapiebegleitende Anwendung.

Mit dem Aufkommen von Virtual-Reality-Videospielen (VR) haben Videospielunternehmen auch angefangen, neue Lösungen für die Unterstützung der psychischen Gesundheit durch VR-Spiele zu finden. VR kann im Sinne des Embodiment als eine verkörperte Technologie betrachtet werden, da sie die Gehirnmechanismen, die die Körpererfahrung regulieren, überlisten kann. Diese Fähigkeit bietet neue – derzeit nur teilweise erforschte – Möglichkeiten, die Körpererfahrung für klinische Zwecke zu strukturieren, zu erweitern oder zu ersetzen. Angesichts der immersiven Natur der VR-Technologie und der Kontrollierbarkeit der virtuellen Umgebung eignet sie sich besonders gut zur Anwendung kognitiver Verhaltenstechniken bei Depressionen und Angststörungen. Vielversprechend ist der therapeutische Einsatz von VR auch bei Sucht- und Essstörungen, bei psychotischen und Autismus-Spektrum-Störungen sowie bei Aufmerksamkeitsdefizit- und Hyperaktivitätsstörungen (Emmelkamp u. a. 2021). In jüngster Zeit haben einige Forscher den möglichen Einsatz verbraucherfreundlicher, gamifizierter VR-Selbsthilfeübungen unter Verwendung kostengünstiger, kommerziell erhältlicher VR-Hardware untersucht (Lindner u. a. 2017). COVID Feel Good (*www.covidfeelgood.com*) ist beispielsweise eine kostenlose, in siebzehn Sprachen verfügbare Selbsthilfelösung zur Stressbewältigung und sozialen Unterstützung während der COVID-19-Pandemie. Gebraucht wird lediglich ein Smartphone und ein kostengünstiges Headset (Riva u. a. 2020).

## Virtuell entspannen im hohen Erwachsenenalter

An maßgeschneiderten E-Mental-Health-Lösungen speziell für die Zielgruppe älterer Erwachsener wird derzeit auch in Luxemburg bei GERO geforscht. In einem interdisziplinären Co-Design-Ansatz zusammen mit der Hochschule Kaiserslautern ist ein Prototyp entstanden, der EEG-Biofeedback mit moderner VR-Technologie kombiniert. Über die Erfassung neurophysiologischer Parameter wird dabei der »innere Zustand« der Person in die Anwendung integriert, um die virtuelle Umgebung wie auch Atmosphäre zu beeinflussen und eine therapeutische Wirkung zu erzielen. Um das dynamische Neurofeedback ästhetisch ansprechend und altersangepasst zu gestalten, wurde dem virtuellen Design besondere Beachtung geschenkt. Beispielsweise wurden die Belohnungsprinzipien so ausgerichtet, dass sie gleichermaßen Entspannung erzeugen, die Motivation aufrechterhalten und die neuronale Selbstregulationsfähigkeit trainieren. Der kokreative Ansatz, der ebenfalls die Zielgruppe der über 65-Jährigen systematisch in die Entwicklung miteinbezieht, soll die Entstehung einer angepassten therapeutischen Anwendung begünstigen. Es folgt ein Einblick in die Anwendung:

Die Entspannungsreise beginnt sofort nach dem Aufsetzen des Headsets. Man befindet sich auf einem Spazierweg inmitten idyllischer Landschaft, umgeben von Naturgeräuschen und sanften binauralen Musikklängen. Vereinzelte Sonnenstrahlen fallen glitzernd durch das helle Grün des Waldes. Links und rechts gesäumt von Flechten und niedrigen Farnen breitet sich der mit Moos bewachsene Waldweg aus. Hin und wieder eine Begegnung mit tanzenden Schmetterlingen oder bunten aufsteigenden Seifenblasen, die unmittelbar das Gefühl von Leichtigkeit und Unbeschwertheit entstehen lassen. Dass man mal langsamer, mal zügiger auf dem Weg voranschreitet, die Deckkraft der umgebenden Landschaft mal satter, mal blasser wirkt und die Sicht mal klarer und mal nebeliger wirkt, wird nicht vom Zufall bestimmt, sondern von den Schwingungsmustern der eigenen Hirnaktivität. Daran gekoppelt ein Belohnungsprinzip, das mit zunehmender Entspannung den virtuellen Spaziergang immer farbenfroher und die Landschaft abwechslungsreicher gestaltet.

Gerade angesichts der altersbedingt höheren Ablenkbarkeit durch äußere Störreize, der reduzierten Aufmerksamkeitsspanne und schnelleren Ermüdung soll die NeuroVR-Anwendung im Vergleich zur klassischen Neurofeedbacktherapie für diese Zielgruppe Vorteile bieten. Das Forscherteam erwartet, dass das Gefühl des Präsentseins in der virtuellen Entspannungswelt die Wirkeffekte im Vergleich zum herkömmlichen Neurofeedbacktraining verstärken bzw. eine vergleichbare Wirkung zeitökonomischer erzielt werden kann. Ferner ist auch eine breitere Anwendung von NeuroVR geplant, etwa zur Vorbereitung auf unangenehme medizinische Eingriffe, zur Befindlichkeitsregulation bei langen isolierten Krankenhausaufenthalten oder für bettlägerige Personen. Erste Ergebnisse aus laufenden Pilotstudien werden zeitnah veröffentlicht.

## ASMR: Flüstern und Knistern, bis es kribbelt

Ein noch wenig erforschtes, aber gerade in der Onlinecommunity sehr populäres Wahrnehmungsphänomen ist ASMR. Die kryptische Abkürzung steht für »autonome sensorische Meridianreaktion«. Es beschreibt ein autonom auftretendes, entspannt wohliges Kribbeln, ähnlich der Empfindung beim Einsatz einer Kopfmassagespinne, das zumeist an der Kopfhaut beginnt, sich entlang des Wirbelsäulenareals über den Hals und den oberen Rücken ausbreitet und wenige Sekunden bis einige Minuten anhält (Barrett u. a. 2015). Hervorgerufen wird dieser tranceähnliche Zustand vor allem durch die ASMR-auslösende audiovisuelle Nähe, kann jedoch durchaus von weiteren mediengestalterischen Elementen unterstützt werden. Zu den effektivsten und daher beliebtesten ASMR-Auslösern bzw. »Triggern« gehören Flüstern, persönliche Zuwendung wie Streicheln und sanfte Berührungen, raschelnde bis knisternde Geräusche sowie intimistisch mitfühlende, zart fließende Handbewegungen, die sich vor allem durch ihren repetitiven Charakter auszeichnen. Akustische Reize sind fast immer Bestandteil von ASMR-Videos, wobei es sich selten um Musik, sondern meist um Geräusche geringer Lautstärke handelt, die durch sensible Tonaufnahmegeräte amplifiziert werden. Der häufige Einsatz binauraler Mikrofone, welche eine eindeutige Richtungslokalisation erlauben, sorgt zudem dafür, dass der intime Eindruck entsteht, die ASMRtisten – so bezeichnet man die Gestalter von ASMR-Videos – befänden sich im gleichen Raum wie die Zuschauenden.

Zum heutigen Zeitpunkt gibt es eine unüberschaubare Vielzahl an Video- und Tonbeiträgen mit dem Ziel, ASMR bei den Zusehenden und Zuhörenden auszulösen. Die populärsten Videos werden über mehrere Millionen Mal angesehen – meist zur kurzzeitigen Linderung depressiver Symptome sowie von Angst- und Schlafstörungen. In zahlreichen Berichten über ASMR werden anekdotisch wohlige Zustände erhöhter Fokussiertheit, größerer Präsenz und Entspannung – eine Art »ruhevolle Wachheit« – beschrieben, die ebenfalls Parallelen zu Aspekten des Flow-Erlebens aufweisen (Barratt u. a. 2015). Eine bildgebende Untersuchung liefert erste Hinweise, dass das ASMR-Wahrnehmungsphänomen mit einzigartigen Veränderungen in den Mustern dynamischer Gehirnschwingungen einhergeht. Die Bildgebung identifiziert das zugrunde liegende kortikale Netzwerk (Lochte u. a. 2018), darunter beispielsweise auch jene Hirnpfade, die im Kontext emotionaler Bindungserfahrungen aktiviert werden. Nicht umsonst sind das A und O vieler ASMR-Videos die flüsternde intime Ansprache der Zuschauer, die sanften Berührungen und die liebevollen Blicke, wodurch die fürsorgliche, parasoziale Bindung verstärkt wird. Eine aktuelle EEG-Studie verdeutlicht weiter, dass ASMR-Trigger, insbesondere akustische Stimuli, die Aktivität in den niedrigen und mittleren Frequenzbereichen von 8 – 18 Hz erhöhen und in den hohen Frequenzen von 21 – 80 Hz verringern. ASMR scheint also gleichzeitig zu aktivieren und zu beruhigen. Zusammengenommen stehen diese Befunde im Einklang mit der berichteten Phänomenologie von ASMR, die sowohl aufmerksamkeitsbezogene, emotionsregulierende als auch sensomotorische Merkmale umfasst (Fredborg u. a. 2021).

Doch ASMR ist kein universelles Phänomen. Längst nicht jeder ist ein »tinglehead« oder empfänglich für das ASMR-Wahrnehmungsphänomen. Und was für den einen Stress abbaut, kann für den anderen höchst nervig, unangenehm oder gar beängstigend sein. Barratt und Davis (2015) fanden in ihrer Studie, die das gemeinsame Auftreten von Misophonie, also Geräuschaversion bzw. »selektive Geräuschintoleranz«, und ASMR untersuchte, dass es sich dabei möglicherweise um entgegengesetzte Pole desselben Wahrnehmungsspektrums handelt. Manche Menschen scheinen in die eine oder andere Richtung extrem sensibel zu sein. Was nicht ausschließen lässt, dass die synästhetische Wirkung von ASMR-Videos auch ins Gegenteil umschlagen und Missempfindungen wie Ekel oder Unbehagen hervorrufen kann. Als besonders störend oder nervig werden beispielsweise oft Kaugeräusche wie Schmatzen oder Schlürfen beim »Eating ASMR« beschrieben. Ebenso doppeldeutig verhält es sich mit der emotionalen Zuwendung in ASMR-Videos. Diese kann einerseits über Einsamkeit hinwegtrösten. Andererseits kann die unerfüllte Sehnsucht das Gefühl von Einsamkeit auch verstärken oder überhaupt erst auslösen. Fest steht allemal, dass ASMR ein komplexes und ambivalentes Wahrnehmungsphänomen darstellt, dessen zugrunde liegende Wirkmechanismen und Auswirkungen auf die Zusehenden und Zuhörenden noch unzureichend erforscht sind. Auch fehlen bislang tragfähige wissenschaftliche Belege, um die Frage nach der langfristigen Nutzbarmachung von ASMR-Videos in einem therapeutischen Kontext fundiert beantworten zu können. Vor diesem Hintergrund raten wir davon ab, ASMR als Entspannungstechnik »blind« gegen ernsthafte Erkrankungen anzuwenden.

## Worauf bei digitalen Anwendungen zur mentalen Gesundheit zu achten ist

Mobile E-Mental-Health-Anwendungen überzeugen als kostengünstige, leicht zugängliche und stigmafreie Mittel zur Vorbeugung und Linderung von Problemen der psychischen Gesundheit. Vorsicht ist dennoch geboten, zumal (a) eine zu intensive Interaktion mit technischen Geräten auch zu Überlastung führen kann und (b) technikbasierte Ansätze eine therapeutische Behandlung nicht ersetzen können. Die Auswahl der geeigneten E-Mental-Health- Angebote sollte daher, je nach Indikationsstellung, präventiv oder therapieunterstützend, immer nur in Ab- und Rücksprache mit erfahrenen Behandlern erfolgen.

Trotz vielversprechender Befunde steckt die Forschung zum therapeutischen Einsatz von VR noch weitestgehend in den Kinderschuhen. Beispielsweise ist kaum untersucht, wie VR kognitiv und emotional auf unterschiedliche Personen wirkt und wie bedeutsam etwaige Zusammenhänge mit dem Lebensalter oder Persönlichkeitsvariablen, wie Einstellungen gegenüber Technik, Realitätsverständnis usw., für den Einsatz von VR-Anwendungen sind. Besondere Vorsicht ist geboten bei Personen mit psychotischen Erkrankungen, Epilepsien oder hoher Migräneanfälligkeit. Auch stellen kurzzeitiger Schwindel, Kopfschmerzen oder die Entwicklung der Simulatorkrankheit bzw. »Cybersickness« während der VR-Anwendung mögliche Begleiterscheinungen dar, über die es aufzuklären gilt.

Grundsätzlich sollte der medizinisch-therapeutische Einsatz moderner Technologien immer von ethischen Prioritäten geleitet sein, die die Verletzlichkeit der Patienten und Patientinnen sowie potenzielle Risiken und Nebenwirkungen berücksichtigen.

# Entspannung für U18 und Ü66

Was für Kinder gut ist, kann für Erwachsene doch nicht schlecht sein, oder?! Hieß es zumindest mal in der Werbung. Umgekehrt gilt der Spruch jedenfalls nicht, auch nicht, was Entspannungsverfahren angeht.

## Kinderleicht entspannen

Kinder und Jugendliche sind keine kleinen Erwachsenen, sondern aus entwicklungspsychobiologischer Sicht noch in der sensumotorischen und psychophysischen Entwicklung begriffen, woraus sich besondere Anpassungsforderungen an systematische Entspannungsmethoden stellen (siehe Tabelle 8). Hier gilt es, neben einer kindgerechten Sprache vor allem das noch nicht vollausgereifte Körperschema, den erhöhten Bewegungsdrang und kindliche Bindungsbedürfnisse zu berücksichtigen. Auf der anderen Seite zeichnen sich Kinder und Jugendliche durch eine ausgeprägte Fantasie und höhere Suggestibilität aus, die, wenn man sie richtig nutzt, vielerlei Entspannungsmöglichkeiten eröffnet, da die Fantasie ja bekanntlich keine Grenzen kennt. Aus diesem Grund sind Fantasiereisen bei ihnen so effektiv.

TABELLE 8 Kindliche und jugendliche Besonderheiten und entsprechende Anpassungen bei der Vermittlung von Entspannungsmethoden (in Anlehnung an Krampen 2013, Kap. 8)

| **Juvenile Charakteristika** | **Adaptionen** |
|---|---|
| Kognitiver Entwicklungsstand | kind- und jugendgerechte Sprache |
| Kompl. Körperschema erst ab ca. 9 J. | Vermeidung von Körperreisen und inneren Vorstellungsübungen |
| Erhöhter Bewegungsdrang | vorbereitende Bewegungsübungen |
| Körperliche Konstitution | keine Droschkenkutscherhaltung |
| Bindungsbedürfnisse | kein Abdunkeln, ständiger Sichtkontakt |
| Erhöhte Suggestibilität | kein monotones Vorsprechen |
| Erhöhte Fantasie | Einbettung in Geschichten, Fantasiereisen |

Auch ihre Einsatzbereiche können vielfältig sein: von der Beruhigung vor Klassenarbeiten, mündlichen Prüfungen oder dem sportlichen Wettkampf über die Bekämpfung der Angst vor der Dunkelheit oder den »Monstern unterm Bett« bis hin zur Erholung nach einer Anstrengung. Der Einsatz von Entspannungsübungen im schulisch-pädagogischen Bereich kann auch zu Leistungssteigerungen und damit besseren Noten führen. Exemplarisch sei hier eine Feldstudie von Krampen (1992) genannt, die belegt, wie AT-Basisübungen die Anzahl an Fehlern in Diktaten zu reduzieren vermögen. Aus erziehungspsychologischer Sicht gehören Entspannungsübungen demnach in den Unterricht, da sie die schulische Lernmotivation und -fähigkeit steigern können. Erfreulicherweise gibt es mittlerweile eine derart große Auswahl an Anleitungsbüchern zur Relaxation bei Kindern und Jugendlichen jeden Alters, auf die verwiesen werden kann und deren nur annäherungsweise Aufführung den Rahmen unseres Buches sprengen würde. Man siehe insbesondere das ausführliche Praxisbuch von Ohm (2017 a), das Kompendium von Petermann (2021 a) und zu bewegungsorientierter, achtsamkeitsbasierter und atembezogener Entspannung die entsprechenden Bände 1, 3 und 5 der Buchreihe »Kinder ohne Stress« von Vopel (1994, 1997, 2008). Wir möchten uns an dieser Stelle nur auf die Probleme bei der Entspannungsvermittlung an Heranwachsende beschränken (Krampen 2013).

Am problematischsten ist dabei sicherlich, wenn man das sensu- und psychomotorische Entwicklungsalter wie das des Körperschemas nicht berücksichtigt. Dieses Körperschema entspricht der mentalen Repräsentation des eigenen Körpers inklusive seiner Orientierung, das heißt Lage, Haltung und Stellung im Raum. Es entwickelt sich jedoch erst im Lauf der Kindheit durch die Interaktion mit der Umwelt und den dabei abgespeicherten multisensorischen propriozeptiven Gleichgewichts-, Tast- und Bewegungssinneseindrücken und ist in aller Regel erst frühestens ab einem Alter von zehn Jahren voll oder ab einem Alter von acht Jahren weit genug entwickelt. Deshalb ist sowohl von Entspannungsübungen, die ein komplettiertes Körperschema im Sinne einer inneren Körpervorstellung voraussetzen, wie etwa das AT und vor allem dessen Organübungen, als auch von Körperreisen, beispielsweise des Bodyscans aus der MBSR, bei jüngeren Kindern unter circa acht Jahren abzuraten. Entsprechende Verfahren wären bestenfalls unwirksam, bergen aber eher die Gefahr, die Kleinen gänzlich zu überfordern.

Es besteht aber die Möglichkeit, die Basisübungen des AT auch jüngeren Kindern ab circa fünf Jahren durch Integration in imaginative Geschichten nahezubringen, wobei die Vorstellung von Bewegungen oder Empfindungen das inkomplette Körperschema kompensieren und damit sogar dessen Entwicklung fördern könnten. Entsprechende Entspannungsmärchen mit AT-Elementen finden sich etwa bei Petermann (2007, 2021b) und Hoffmann und Kollegen (2013, vgl. Tabelle 9).[18] In den *Kapitän-Nemo-Geschichten* beispielsweise begleiten die Kinder beim Vorlesen in der Fantasie den von Jules Verne bekannten U-Boot-Kapitän Nemo auf dessen Unterwasserreisen. In die Geschichten sind dann Ruhe-, Schwere- und Wärmesuggestionen eingeflochten. So ist die Wärme beispielsweise mit der bildhaften Erzählung einer warmen Unterwasserfontäne verbunden.

**TABELLE 9** Auswahl an AT- u. PR-basierten Entspannungsgeschichten für Kinder und Jugendliche

| Verfahren | AT | PR | AT & PR |
|---|---|---|---|
| **Titel** | Kapitän-Nemo-Geschichten | Abenteuer in der Südsee | Reise in den Weltraum |
| **Altersbereich** | ab ca. 5 bis 12 Jahre | ab 8 Jahre | ab 6 bis 16 Jahre |
| **Format** | Buch, CDs | Buch mit CD | Buch, Audiodatei* |
| **Quelle** | Petermann (2007, 2021b) | Ohm (2000, 2017a) | Hoffmann u.a. (2013) |

* Leider vergriffen, MP3-Dateien aber noch downloadbar

Bei älteren Kindern kann das AT bereits ohne Einbettung in eine Entspannungsgeschichte eintrainiert werden, wobei man sich auf die drei Basisübungen der Ruhetönung, Schwere- und Wärmeübung beschränkt. Hierzu bereitet man die körperlichen Erlebnisse beim ersten Einführen der Formel vor. Bei der Wärmeformel etwa, indem man mit den Kindern zusammen exploriert, was sie alles tun, um sich aufzuwärmen, und sie z. B. vor Übungsbeginn die Hände aneinanderreiben lässt (Kruse 1992). Anders als bei Erwachsenen, bei denen die autogene Modifikation als Fortgeschrittenenstufe erst nach Erwerb der Grundstufe und ihrer Integration in den Alltag indiziert ist, kann bei Kindern aufbauend auf den drei Grundformeln und nach gegebener Übungserfahrung eine zusätzliche affirmative Formel eingebaut werden, beispielsweise, um mutiger vor neuen Herausforderungen zu werden.

— »Das haben wir noch nie probiert, also geht es sicher gut.« —
*Pippi Langstrumpf*

18 Letzteres Buch ist leider vergriffen, aber die musikalisch vertonten Hörspiele zur Entspannung können weiterhin kostenlos über die Internetseiten des Klett-Cotta-Verlages heruntergeladen werden. Es handelt sich hierbei um Entspannungsgeschichten, in die diverse vorstellungsmäßige PR-Elemente und AT-Formeln eingeflochten sind. Sie sind u. a. zur Unterstützung in schwierigen Lebenslagen, wie vor einer angstauslösenden medizinischen Untersuchung, gedacht.

Auch für die PR finden sich imaginativ unterstützte Einbeziehungen in Fantasiereisen, wie die sowohl »spannenden als entspannenden« *Abenteuer in der Südsee* von Ohm (2000, 2017 a), die altersgerechte Einführungen sind. Im Grundschulalter lassen sich Elemente der PR in Bewegungsspiele integrieren. So könnten Kinder mit der Hand einen Knautschball kneten, einen murmelgroßen Gummiball mit den Zehen aufheben oder mit einer Pustefix-Dose durch den Blasring – konzentriert atmend – Seifenblasen erzeugen. Auch ermöglicht die Lenkung des Fokus auf bestimmte Bewegungen, wie das Ausdrücken des Tafelschwamms, den Transfer bereits gelernter PR-Übungen in den Schulalltag (Reeker-Lange u. a. 2010).

Eine besondere Variante von Bewegungsspielen, die auf dem Wechselspiel von gezielter Bewegung und kontrolliertem Innehalten beruht, ist das sogenannte Schildkrötenfantasieverfahren in Anlehnung an Schneider & Robin (1976; zit. nach Petermann 2021 a), bei dem die Kinder dazu angehalten werden, wie Schildkröten langsam auf dem Boden zu kriechen und, sobald sie an etwas anstoßen oder von dem Lehrpersonal berührt werden, sich, so wie eine Schildkröte sich in ihren Panzer zurückzieht, zusammenzuziehen und stillzuhalten. Dies so lange und in der Regel für maximal eine Minute, bis die Lehrperson dem Kind durch ein Streichelsignal wieder erlaubt, sich zu bewegen. Das Verfahren eignet sich gut als etwa zehnminütiges Entspannungsritual vor Unterrichtsbeginn, vor allem zum Abreagieren motorischer Unruhe. Es ist aber auch eine Methode, die nach entsprechender Unterrichtung zur Beruhigung und zum Schutz in Krisen- und Notfallsituationen wie bei Naturkatastrophen oder in Kriegsgebieten eingesetzt werden kann.

Derartige bewegungsorientierte Entspannungstechniken sind – im Gegensatz zu passiven und rein imaginativen Fantasiereisen – besonders auch bei Kindern und Jugendlichen mit einer Aufmerksamkeitsdefizit- und Hyperaktivitätsstörung (ADHS) zu empfehlen. Bei ADHS liegt nämlich nach gängiger Lehrmeinung eine leichte Unteraktivierung des Gehirns vor, dieses fährt also eher »untertourig«. Man geht davon aus, dass dieser Zustand unbewusst als aversiv, als unangenehm erlebt wird und die gesteigerte Aktivität dazu dient, diesem Zustand durch damit verbundene Autostimulation entgegenzuwirken. Das erklärt auch, weswegen Medikamente wie das unter dem Handelsnamen Ritalin vermarktete Methylphenidat (MPH), das zur Gruppe der Psychostimulanzien, also Aufputschmittel, gehört, zu einer deutlichen Unterbindung des überstarken Bewegungsdrangs führt. Und auch beim Neurofeedback, einer klinisch geprüften, wirksamen und dauerhaften Behandlungsoption bei ADHS (van Doren u. a. 2019), ist es das Hochtrainieren von Wellenmustern, die hochfrequenter als die mit passiver Entspannung assoziierten Alpha-Wellen sind, welches die Hyperaktivität mindert.

Der Vollständigkeit halber sei noch daraufhin gewiesen, dass es natürlich auch hinsichtlich meditativer bzw. achtsamkeitsbasierter Ansätze entsprechende, für eine juvenile Klientel aufbereitete Angebote gibt. Exemplarisch wollen wir hier, gerade was den Umgang mit schwierigen Situationen angeht, die sogenannte Superheldentherapie nach Scarlet (2021) nennen (http://www.superhero-therapy.com), die achtsamkeitsbasierte Therapie mit Elementen aus Superheldencomics, -filmen, -literatur usw. verbindet. Die darin gefundenen Superkräfte werden als stellvertretende Ressourcen für die Auseinandersetzung mit Ängsten, Traumata und Stressbelastungen aktiviert, dies alles in altersgerechter Form sowohl für Kinder und Jugendliche als auch für Erwachsene.

## Tipps und Tricks

Kinder zeichnen sich durch eine erhöhte Suggestibilität aus und können deswegen schneller in tranceartige Zustände geraten. Aus diesem Grund sollte man beim Vorlesen von Fantasiereisen oder Entspannungsgeschichten sowie auch beim Anleiten von Entspannungsübungen für Kinder nicht zu monoton sprechen und die Stimme nicht zu sehr senken, da dies suggestionsfördernd und eher einschläfernd wirkt (vgl. Krampen 2013 und Petermann 2021 a).

Die Droschkenkutscherhaltung wird generell von Kindern wenig bevorzugt. Für Fantasiereisen eignet sich daher je nach Story die sitzende Schlafposition am Schreibpult oder der Schulbank, wobei der Kopf auf den über der Tischplatte verschränkten Armen aufliegt, oder die Rückenlage auf dem Teppichboden oder einer Matte. Im Liegen kann es durch die stärkere Blutdrucksenkung zu Kälteempfindungen kommen, daher ist eine Decke sinnvoll.

Genau wie bei Erwachsenen ist es auch bei Kindern wichtig, am Ende der Entspannungsübung nach dem Befinden zu fragen, es sei denn, die Übung wird zum Einschlafen eingesetzt. Dies kann man die Kinder gegebenenfalls auch nonverbal auf einer Ratingskala mit Smileys anzeigen lassen (Gräßer u. a. 2017). Bei dem Erfragen geht es nur darum, sich zu versichern, dass mit der Übung alles okay war und darum, etwaige ungewöhnliche Reaktionen in verständlicher Weise zu erklären und als normal einordnen zu können. So könnten auftretende Kribbelgefühle etwa mit Ameisenlaufen bei eingeschlafenem Bein verglichen werden. Die Rückmeldung sollte nicht korrigierend und keinesfalls kritisierend sein, um den Kindern nicht den Spaß an der Entspannung zu nehmen. Entspannungsübungen dürfen unter keinen Umständen als sanktionierende Maßnahmen verwendet werden, etwa indem man die Teilnahme an der Übung von erbrachten Leistungen oder artigem Verhalten abhängig macht. Gleicherweise sollten Kinder niemals zum Mitmachen einer Entspannung gezwungen werden, wenn sie gerade nicht möchten.

**TIPP** Da es bei Entspannung zu einer Aktivierung der Verdauung kommt, ist stets darauf zu achten, dass nicht mit voller Blase oder mit hungrigem Bauch geübt wird. Besser ist es, vorher zu vorangehendem Toilettengang zu animieren und nicht unmittelbar vor dem Essen zu üben. Des Weiteren kann es zu paradoxen Entspannungsreaktionen wie Husten oder gerade bei den ersten Erfahrungen mit systematischer Entspannung aufgrund der damit verbundenen Ungewohntheit zu Übersprungshandlungen wie Zappeln oder Lachen kommen. Die Anleitenden oder Vorlesenden sollten dem nicht zu viel Aufmerksamkeit schenken, um es dadurch nicht zu konditionieren und es stattdessen – falls möglich – in die Entspannungsübung integrieren. Lässt das störende Verhalten bei Gruppenübungen nicht nach, sollte über die Möglichkeit eines Time-outs für das betroffene Kind nachgedacht werden.

Erwachsene finden es im Allgemeinen gemütlicher, bei gedämmtem Licht zu üben. Für Kinder kann dies unter Umständen bedrohlich wirken und es steigert zudem die Einschlafgefahr. Daher sollte man den Raum beim Üben außer bei grellem Tageslicht nicht unnötigerweise abdunkeln und die Beleuchtung lediglich ausschalten, wenn sie viel zu hell ist. Beim Vorlesen sollte darauf geachtet werden, dass stets Sichtkontakt zu den Kindern besteht. Falls Kinder während einer Imaginationsübung die Augen aufmachen, könnte es sie irritieren, nur eine Offstimme zu hören. Gerade bei Entspannungsübungen mit Augenschluss ist es wichtig, den Kindern bereits durch die Umgebungsgestaltung ein Gefühl von Sicherheit und Geborgenheit zu geben. Aus genau diesem Grund sind Nachtlichter eine wichtige Vorkehrung gegen nächtliche oder Einschlafangst.

Apropos Probleme beim Schlaf: Eine während der Kindheit auftretende Schlafstörung kann das nächtliche Einnässen, oder, wie die Fachperson sagt, Enuresis nocturna sein. Hierzu möchten wir auf den möglichen Einsatz einer Klingelmatte oder -hose als BFB-gestützte Begleitbehandlung aufmerksam machen. Diese funktionieren mit einem Sensor, der bei Befeuchtung ein Signal ertönen lässt und signifikant zur Extinktion des Einnässens beitragen kann (Glazener u. a. 2005).

# Entspannt altern

Stress bei älteren Menschen hat unterschiedliche Ursachen. Auch unterscheiden sich die Stressquellen oft von denen, die Stress bei jüngeren Menschen auslösen. Gerade der Eintritt in den Ruhestand bringt oftmals stark einschneidende Veränderungen in der gewohnten Lebensführung mit sich. Viele Menschen fühlen sich dadurch verunsichert und stehen dem Übergang mit gemischten Gefühlen gegenüber. Nach Abklingen des anfänglichen »Honeymoon«-Effektes, wo die Freude über die neu gewonnene Freiheit überwiegt, folgt meist die Ernüchterung, etwa durch reduzierte finanzielle Ressourcen infolge der Pensionierung und eine Veränderung des sozialen Gefüges, bedingt unter anderem durch den Verlust des kollegialen Beziehungsumfeldes. Die Anpassung an die Zeit nach dem aktiven Berufsleben mag zudem neue Sinngebungen erfordern und kann je nachdem von negativen Affekten, wie dem Gefühl, nicht mehr gebraucht zu werden, oder Partnerkonflikten aufgrund neuer und ungewohnter Nähe, begleitet sein. Möglich ist auch, dass die im Lauf eines belastungsreichen Arbeitslebens erworbenen physiologischen Reaktionsmuster unseres neuronalen und hormonellen Stresssystems im wohlverdienten Ruhestand nachwirken und somatische Beschwerden aufrechterhalten.

Mit steigendem Alter nimmt die Kontaktarmut durch den Tod altersgleicher Freunde und Bekannte zu, begleitet von Einsamkeitsgefühlen und Trauer. Zudem leiden ältere Menschen häufig unter Schlafmangel oder einer schlechten Schlafqualität. Mitverantwortlich hierfür sind Veränderungen der Schlafarchitektur vor allem in Form verkürzter Tiefschlafphasen sowie eine erhöhte Empfindlichkeit gegenüber äußeren Störfaktoren wie Geräuschen, aber auch psychische Belastungen, die das Älterwerden mit sich bringt. Zukunftsbezogene Ängste vor drohender Pflegebedürftigkeit, Invalidität oder weiteren Trennungserlebnissen können auftreten und depressive Verstimmungen bewirken. Körperliches Altern erhöht zudem das Risiko einer Vielzahl an körperlichen Erkrankungen, insbesondere spezifischer Krebsleiden. Auch oft multimorbid auftretende, altersbedingte Gebrechen und Beschwerden nehmen zu. Systematische Entspannungsverfahren bewirken eine Dämpfung negativer Affekte sowie eine Zunahme an Gelassenheit und eine Stärkung gesundheitsfördernder Körperprozesse. Daher können sie als sinnvolle, unterstützende Ressource für Seniorinnen und Senioren bei der Bewältigung erforderlicher Anpassungen an Krankheit und andere kritische Lebensereignisse fungieren und in der Konsequenz deren Selbstwirksamkeit erhöhen.

Zwar liegen insgesamt nur wenige empirische Studien zum Einsatz von Entspannungsverfahren bei Menschen im höheren Alter vor, doch deuten diese allesamt auf eine praktische Effektivität im Rahmen der Begleitbehandlung einer

Vielzahl an fortschreitenden und akuten Alterserkrankungen hin. So zeigt sich unter anderem, dass durch die Selbstruhigstellung von Körper und Geist die Einnahme von Beruhigungs-, Schlaf- und Schmerzmitteln deutlich gesenkt werden kann. Die beruhigenden Effekte auf das Herz-Kreislauf-System sprechen generell für den Einsatz von Entspannungstechniken in der kardiologischen Rehabilitation (außer bei kardialer Dekompensation). Die Reduktion stressbedingten Augeninnendrucks durch imaginativ unterstütztes AT spricht für dessen spezifischen und adjuvanten Einsatz in der Behandlung des grünen Stars, des Glaukoms (Hirsch u. a. 2000). Über eine Senkung des Muskeltonus und eine generelle Steigerung der Grundgelassenheit mittels AT, PR oder Biofeedback lassen sich auch Teufelskreise aus Stressangst, Anspannung und Schmerz durchbrechen und die Anzahl schmerzfreier Tage erhöhen. Gerade bei Belastungsschmerzen im Falle nichtentzündlicher degenerativer Gelenkerkrankungen (Arthrosen), wie sie im höheren Lebensalter vermehrt auftreten, hat sich AT als sehr wirkungsvoll gezeigt, die PR vor allem bei chronischen Rückenschmerzen (Ohm u. a. 2000). Die konzentrative Selbstentspannung beim AT führt allgemein auch zu Verbesserungen der Konzentration und Merkfähigkeit, sodass davon sogar bei Gedächtnisstörungen im Frühstadium leichter Demenz zu profitieren ist. PR hat sich als wirkungsvoll erwiesen, um verhaltensmäßige und psychologische Symptome zu lindern und Aktivitäten des täglichen Lebens bei Heimbewohnern mit Demenz günstig zu beeinflussen (Ikemata u. a. 2017).

Die Welt der Entspannungsverfahren ist vielfältig. Folglich gibt es nicht die eine Methode für ältere Menschen. Studien mit über Sechzigjährigen zeigen, dass sie Entspannungstechniken genauso gut lernen können wie Jüngere und es ihnen aufgrund der stärkeren und langanhaltenderen Motivation sogar besser gelingt, die Übungen in ihr tägliches Leben einzubinden. Es empfiehlt sich, dass Seniorinnen und Senioren systematische Entspannungstechniken nicht autodidaktisch, sondern von Grund auf in einem Kurs erlernen, da einzelne Übungen, zum Beispiel die PR-Kiefermuskelübung bei Zahnprothesen, speziell auf den altersspezifischen Bedarf abgestimmt werden können. So können sie den besten Effekt für sich und ihren Körper herausholen und mit anderen Menschen ihre Erfahrungen austauschen. Die Gruppensituation kommt dabei auch dem Wunsch nach geselligen Kontakten entgegen und kann somit sozialer Isolation entgegenwirken. Welches nun die geeignete Methode ist, hängt jeweils von der körperlichen und geistigen Beweglichkeit, vorliegenden Krankheitsbildern, Einschränkungen oder Schmerzen aller Art, dem seelischen Zustand und natürlich den persönlichen Vorlieben für bestimmte Entspannungstechniken ab. In dem Zusammenhang verdeutlicht beispielsweise die eigene angewandte Forschungstätigkeit, dass viele ältere Patientinnen und Patienten grundsätzlich auch technisch unterstützten Entspannungstrainings gegenüber aufgeschlossen sind und von Neurofeedbacktrainings zur Stressbewältigung nachhaltig profitieren können (siehe Schauls u. a. 2017). Je nach vorliegenden kognitiven oder sensomotorischen Einschränkungen sind die Verfahren entsprechend anzupassen. Das heißt, bei Gedächtnisdefiziten wäre auf Wiederholungen und besser einprägsamere Kurzformen und bei Beschwerden des Haltungs- und Bewegungsapparats eher auf dehnende SR- als anspannende PR-Übungen zurückzugreifen. Dagegen sollte beispielsweise bei Gleichgewichtsstörungen infolge eines Schlaganfalls Entspannung stets mit offenen und auf einen Punkt fixierten Augen trainiert werden (vgl. Arp 2022).

Entspannungsverfahren sind somit zwar nicht als Allheilmittel oder Jungbrunnen zu werten, können aber durch ihre gesundheitsfördernde, also salutogenetische Wirkung körperliche und psychische Beschwerden lindern und Verschlimmerungen vorbeugen. Damit stellen sie nicht zu vernachlässigende Interventionsmaßnahmen im Rahmen der gerontologischen Versorgung und Gesundheitsförderung älterer Menschen dar.

# Relaxation à la carte bei Neurosen und Psychosen

Wir beschäftigen wir uns in diesem Buch vornehmlich damit, wie man Entspannungsverfahren an ein gegebenes Störungsbild und die damit verbundenen Besonderheiten adaptieren kann und möchten das in diesem Kapitel für Störungen aus dem neurotischen und psychotischen Spektrum aufzeigen. Bei den ersteren geht es hauptsächlich um Angst- und Zwangsstörungen, bei letzteren unter anderem um schizophrene und manische Störungen. Während bei neurotischen Erkrankungen der Realitätsbezug intakt ist, die Betroffenen sich beispielsweise bewusst sind, dass die Ängste an sich unbegründet oder die Zwänge eher unnütz sind, definieren sich psychotische Störungen durch den dabei auftretenden Realitätsverlust, bei dem die Betroffenen sich selbst und ihre Umwelt nicht mehr richtig »begreifen« können. Gerade bezogen auf die Angstbekämpfung, z. B. bei der Psychotherapie von Phobien oder Panikzuständen, haben sich systematische Entspannungsmethoden in unzähligen empirischen Studien und klinischen Einrichtungen bewährt. Hinsichtlich psychotischer Störungen gab es dagegen in der Vergangenheit mannigfaltige Vorbehalte gegenüber dem Einsatz von Relaxationstechniken, wobei – wie wir zeigen werden – diese aus heutiger fachlicher Sicht und bei adaptiver Vorgehensweise nur noch begrenzt gelten.

## Furcht- und zwanglos locker bleiben

Wir haben an früherer Stelle bereits gesehen, dass die Progressive Relaxation (PR) zu einem essenziellen Modul der Verhaltenstherapie wurde, basierend auf der systematischen Desensibilisierung zur Behandlung von Vermeidungsängsten (Phobien). Die Betroffenen werden dabei kontinuierlich an die angstbesetzte Situation, z. B. ein geschlossener Fahrstuhl bei Klaustrophobie oder eine Tarantel bei Spinnenphobie, herangeführt und schlussendlich damit konfrontiert. Als unterstützende Maßnahme wird die Progressive Relaxation (PR) eingesetzt. Auf diese Weise wird es den Patientinnen erleichtert, sich ihrer Angst zu stellen. Das Therapierational beruht auf der Idee, dass es zu einer neuen mentalen Verknüpfung, das heißt Reizreaktionsassoziation, kommt, wobei die Angst machenden Reize nun gezielt mit Entspannung kombiniert werden und die Angstreaktion dadurch ausgeblichen wird.

Phobien – so die Lerntheorie – werden dadurch aufrechterhalten, dass sich durch das Vermeiden der angsteinflößenden Umwelten, weil bereits der Gedanke an diese ein flaues Gefühl auslöst, die ängstliche Erwartungshaltung perpetuiert. Am deutlichsten wird das bei der im Volksmund Platzangst genannten Agoraphobie. Diese stellt sozusagen eine Angst vor der Angst dar. So kann es etwa aufgrund erlebter und plötzlich unerklärlicherweise aufgetretener Panik- oder Schwächeanfällen in öffentlichen Situationen, wie zum Beispiel beim Besuch eines Konzerts oder während des Einkaufsbummels auf dem Marktplatz, zu einer Vermeidung dieser oder ähnlicher Orte kommen, befeuert durch die angstbehaftete Vorstellung, die bereits erfahrene Befindlichkeitsstörung könnte wahrscheinlich nochmals auftreten.

— »Es gibt keinen Schrecken im Knall, nur in der Erwartung dessen.« — *Alfred Hitchcock (britischer Filmregisseur)*

Der Agoraphobie wohnt die Gefahr inne, dass sich die Erwartungsangst auf andere Situationen als die ursprünglich auslösende ausweitet, weil eine genaue Erklärung für die initiale Panikattacke fehlt und somit fortan ein Gefühl dunkler Bedrohung bei ähnlich gearteten Anlässen entstehen kann. Das kann dazu führen, dass nicht nur Konzert- oder Marktbesuche wie im obigen Beispiel ausbleiben, sondern jegliche Ansammlungen von Menschenmassen vermieden werden. Gerade für solche generalisierten Angstproblematiken hat Öst (1987) das Progressive Relaxationstraining (PRT) in Form einer *Angewandten Relaxation* (AR) als Kurztherapeutikum weiterentwickelt. Hierbei geht es darum, die PR-basierte Selbstentspannung über mehrere Sitzungen für ihren konkreten Einsatz zur Angstbewältigung im Alltag einzuüben (siehe Tabelle 10, S. 134). Pro Trainingsphase werden standardmäßig zwei Sitzungen vorgesehen, ausgerichtet am jeweiligen Trainingsfortschritt. Nach einer ausführlichen Verhaltensanalyse zur Exploration des Angstverhaltens wird mit dem Erlernen einer verdichteten Form des PRT begonnen. Wird diese beherrscht, werden die Patienten und Patientinnen darin trainiert, die entsprechenden Körperbereiche auch ohne vorangehende Anspannung zu entspannen. Auf diese Weise kann die Relaxationsübung auch im Alltag praktiziert werden, ohne dass es nach außen für andere sichtbar wäre. Anschließend wird eine schnelle Herbeiführung der Entspannung eintrainiert, indem sie unter Zuhilfenahme der Atmung mit einem Signalwort wie »Entspanne« (engl.: »relax«) verknüpft wird, sodass die Trainierenden sich quasi auf »Knopfdruck« in nur wenigen Minuten tiefenentspannen können. Sobald auch dies gut gelingt, wird eine sogenannte *differenzielle Relaxation* exerziert, bei der es darum geht, in unterschiedlichen Positionen, zum Beispiel sitzend, stehend oder sich bewegend in die Tiefenmuskelentspannung zu finden. Abschließend wird die Entspannungsübung zeitlich so weit verdichtet, dass unterhalb einer Minute eine Entspannungsreaktion auftritt. Diese wird über den Tag verteilt in mehreren Alltagssituationen trainiert, etwa beim Blick auf die Uhr oder beim Telefonieren. Hierbei können aufgeklebte Markierungspunkte als Erinnerungshilfen eingesetzt werden. Nachdem diese Form der alltagstauglichen Relaxation sukzessive über circa zehn Wochen aufgebaut wurde, wird sie unter therapeutischer Anleitung als Copingfertigkeit zum Umgang mit den angstbesetzten Situationen in den Alltag übertragen. Die Angewandte Relaxation (AR) bietet sich auch sehr gut bei sozialer Phobie an, wo das gezielte Anwenden der Entspannung als Strategie zum angstfreien Aufsuchen und Herstellen sozialer Kontakte erprobt werden kann. Ohne therapeutische Begleitung, also vorwiegend autodidaktisch, sind Entspannungsverfahren bei sozialer Ängstlichkeit eher kontrainduziert, da sie unter Umständen soziale Rückzugstendenzen verstärken und somit die Symptomatik ungewollt aufrechterhalten können.

**TABELLE 10** Phasen der Angewandten Entspannung nach Öst (1987) mit jeweils ca. zwei Sitzungen

| Lernphasen | Lerninhalte | Dauer |
|---|---|---|
| 1 | PRT-Kurzform | ca. 20 Min. |
| 2 | PRT-Kurzform ohne Kontraktion | ca. 7 Min. |
| 3 | PRT-Kurzform mit Signalwort | ca. 3 Min. |
| 4 | Differenzielle Relaxation | ca. 90 Sek. |
| 5 | Schnellrelaxation | ca. 30 Sek. |

Aus Sicht neuerer kognitiv-emotiv-verhaltenstherapeutischer Ansätze wird zunehmend die Idee vertreten, dass es in der Angsttherapie bei der Konfrontation mit den problematischen Situationen auf das Aushalten der Angstgefühle ankäme und das strategische Herbeiführen von Entspannung dieser akzeptierenden Auseinandersetzung mit der Angst entgegenstünde. Dazu sei angemerkt, dass dies rein theoretische Überlegungen sind und dass es bislang keine entsprechenden Vergleichsstudien gibt, die beide Ansätze miteinander kontrastieren. Zudem geht es bei der Angewandten Relaxation nicht um eine rückwirkende Hemmung der Angst, sondern um die Erhöhung psychologischer Flexibilität. Ziel ist, dass die Betroffenen in den einschränkenden Situationen wieder Verhaltensbereitschaft zeigen, indem sie sich wieder in diese Situationen begeben und sich ihrer Angst stellen. So ist nicht das Akzeptieren der Angst, sondern der flexible Umgang damit das zentrale Element der Therapie (vgl. Webinar »Integrating ACT with Other Modalities« von Steven C. Hayes 2021), weswegen auch Hilfsmittel, die es erlauben, der Angst besser gewappnet zu begegnen, erlaubt sein sollten. Es käme auch niemand auf die Idee, nur weil er keine Höhenangst kennt oder nachdem er seine Höhenangst besiegt hat, ohne Fallschirm aus einem Flugzeug zu springen …

Die Wirksamkeit von PR, AT und Achtsamkeitsmeditation bei Phobien und sonstigen Angststörungen ist in klinischen Untersuchungen zigfach untersucht worden (Manzoni u. a. 2008). Aber nicht nur bei Angststörungen, sondern z. B. auch bei Angst vor medizinischen Eingriffen gelten die PR und andere Entspannungsverfahren als hocheffiziente Mittel. Die PR eignet sich in ihrer Kurzform nachgewiesenermaßen auch zur Reduzierung iatrogener Übelkeit im Rahmen der Chemotherapie, indem sie die Antizipationsangst vor der Behandlungswiederholung und den erwarteten Nebenwirkungen abmildert (Michaux 2008, Pelekasis u. a. 2017).

Beim psychosomatischen Störungsbild der Hypochondrie haben die Betroffenen eine ausgeprägte Krankheitsangst, einhergehend mit medizinisch unerklärlichen oder unauffälligen Symptomen. Aufgrund der Möglichkeit weiterer fehlattribuierter körperlicher Eigenwahrnehmungen durch die erhöhte, nach innen gerichtete Aufmerksamkeitslenkung sind hier Entspannungsverfahren wie AT oder PR generell als angstexponierend zu werten. Deshalb sind diese Entspannungsverfahren bei Hypochondrie nur ratsam, wenn sie in eine psychotherapeutische Behandlung eingebettet sind. Unterstützend helfen kann Biofeedback, da es den Patienten und Patientinnen zu einem tieferen, aber zugleich distanzierteren Einblick und einem profunderen Verständnis psychophysiologischer Abläufe und Zusammenhänge verhilft. Biofeedback zeigt an Hypochondrie Leidenden, wie übertriebene Aufmerksamkeitslenkung zu vegetativen Entgleisungen führen kann und wie diese dann wieder selbstwirksam reguliert werden können.

Je nach Intensität der Angstausprägung geraten natürlich auch psychologische Entspannungsverfahren an ihre Grenzen. Es kann sein, dass pharmakologische Angstlöser in der Kombinationsbehandlung mit Psychotherapie unverzichtbar werden. Als Alternative zu synthetischen Arzneistoffen, die zumindest bei leichten bis mittleren Angststörungen sehr empfehlenswert erscheinen, seien hier Lavendelölextrakt (Donelli u. a. 2019) und Passionsblumenextrakt (Janda u. a. 2020) als pflanzliche Anxiolytika genannt, deren pharmakodynamische Wirkmechanismen mittlerweile gut entschlüsselt sind. So wirkt ersterer über eine Interaktion mit dem NMDA-Rezeptor (López u. a. 2017), letzter direkt am GABA-Rezeptor (Appel u. a. 2011), beides mit spezifisch angsthemmender Wirkung.

Abschließend seien auch noch ein paar Worte zu Zwangsstörungen gesagt, die sich entweder in Form obsessiver Zwangsgedanken, wie etwa anderen oder sich etwas antun zu können, oder kompulsiver Zwangshandlungen, wie zum Beispiel abermalig das Abschließen von Türen oder Ausschalten von Geräten zu kontrollieren, äußern können. Hierbei kann je nach Patient und Patientin die eine oder andere Ausprägung vorherrschen oder auch gemischt auftreten. Wortspielerisch könnte man zur Beschreibung des Störungsbildes sagen: Bei Zwangsstörungen fühlen die darunter Leidenden sich *genötigt*, *unnötige* Handlungen zu verrichten oder sich *unnötig* Gedanken zu machen. Die Patienten und Patientinnen sind sich der Unsinnigkeit der sich aufdrängenden Gedanken und Handlungen bewusst und erleben hierdurch und durch die damit verbundenen Einschränkungen beim Verrichten von Alltagstätigkeiten und den dadurch bedingten Verlust an Lebenszeit oft einen enormen Leidensdruck. Zugleich empfinden sie aber auch eine große Scham, die sie häufig davon abhält, sich anderen dahingehend mitzuteilen und sich frühzeitig professionelle Hilfe zu holen.

Man geht aus psychodynamischer Sicht davon aus, dass die Zwänge eine psychoregulative Funktion besitzen, die in der bewussten oder unbewussten Abwehr konkreter oder diffuser Ängste liegt. So könnte z. B. ein Betroffener immer wieder bestimmte, für Außenstehende absurd erscheinende, gedankliche oder Handlungsrituale durchführen, um angesichts befürchteter oder eingetretener, aber unkontrollierbarer Lebensereignisse stellvertretend ein Gefühl der Kontrolle zu erlangen. Auslöser könnten eine elterliche Scheidung, Alleinsein, Berufsunsicherheit, Tod sowie globale geopolitische, pandemische und klimatische Krisen sein. Die Bedrohung und die damit assoziierte Kontrollhandlung können durchaus eine gewisse Begründung haben, was eine pandemiebedingte Verstärkung von Waschzwängen und Infektionsobsessionen erklärt, etwa in Form exzessiver Händedesinfektion und des wiederholten gedanklichen Durchkauens des Tagesablaufs auf mögliche Risikokontakte hin. Oft tritt eine Form magischen Denkens auf, wonach der Glaube besteht, dass bestimmte offene oder verdeckte Zwangsrituale, wie beim Überqueren des Fußgängerübergangs nur auf die weißen Zebrastreifen zu treten oder von einer bestimmten Zahl bis null rückwärtszuzählen, etwaiges Unheil vermeiden oder im Umkehrschluss ihr Nichtbefolgen zu eben solchem führen könnte.

Aus genau diesem Grund ist beim Einsatz von Entspannungsverfahren äußerste Vorsicht geboten und ihr Einsatz nur im Rahmen einer Psychotherapie ratsam, da es zu einer Funktionalisierung der Übung im Dienste der Störung kommen kann, sodass auch die Entspannungsübung nachher »zwanghaft« durchgeführt wird. Beispielsweise wird darauf geachtet, wie oft eine Formel aufgesagt wird, und, falls sich dabei verzählt wird, die Übung wieder neubegonnen. Daher geben die

Therapeuten und Therapeutinnen bei einem Zählzwang keine Anleitungen zum Atemzählen für die Atementspannung, damit es nicht zu einer Ritualisierung der Entspannungsübung kommt. Auch sollten eher Kurzübungen verwendet werden, um die Wahrscheinlichkeit des Abschweifens in zwangsgedankliche Kaskaden geringstmöglich zu halten. Ungeachtet dessen ist – anders als man es vielleicht auf den ersten Blick vermuten könnte – das AT bei Zwangshandlungen zu empfehlen, während PR bei Zwangsgedanken und der Mischform als Methode der Wahl zu sehen ist (Krampen 2004). Die PR ermöglicht hierbei eher eine Ablenkung und Distanzierung von den sich aufdrängenden Gedanken, während das AT die Selbstinstruktion und damit selbst- und nicht zwangsgesteuertes Handeln fördert.

**FALLBEISPIEL 3** Der 32-jährige Patient kam zur psychotherapeutischen Zusatzbehandlung einer Zwangsstörung mit vorwiegenden Zwangsgedanken in die Praxis (ICD-10-Code: F42.1). Wenngleich die in Kombination eingenommenen Psychopharmaka bereits zu einer deutlichen Reduktion des Krankheitsbildes geführt hatten, blieb eine Restsymptomatik bestehen. Hierbei traten unter anderem situativ isolierte, angstbesetzte obsessive Gedanken auf, etwa, beim Anhalten an einer Verkehrsampel die den Zebrastreifen überquerenden Fußgänger und Fußgängerinnen zu überfahren. Als Zusatzbehandlung für diese »routinemäßig« einschießenden Gedanken wurde mit dem Patienten eine auf das Faustballen beschränkte Kurzform der PR eingeübt. Der Patient wurde initial dazu angehalten, mehr oder weniger täglich für circa fünf Minuten mit halboffenen Augen im Sitzen zu trainieren. Nachdem er innerhalb von zwei Sitzungen eine entsprechende Trainingsroutine aufgebaut hatte, wurde mit ihm die Alltagsstrategie entwickelt. Wenn er mit dem Auto an der roten Ampel stand, sollte er das Lenkrad wie bei der eingeübten PR ein- bis zweimal – soweit die Situation es erlaubte – fester anfassen und danach wieder lockerer. Auf diese Weise konnte er innerhalb kürzester Zeit einen optimalen Umgang mit den Zwangsgedanken finden, indem er durch den Transfer der PR in die konkrete Alltagssituation eine Unterbrechung der mit der Situation assoziierten obsessiven Gedanken und eine Abschwächung der damit verbundenen Angst bewirkte. Die PR wurde zur Gegenkonditionierung und damit Löschung der gedanklichen Verbindung zwischen Wahrnehmung der Ampel und den dadurch ausgelösten Zwangsgedanken eingesetzt. In ein bis zwei Sitzungen gelang es dem Patienten, angstfrei die Zwangsgedanken zu stoppen, wenn sie auftraten. Während die anderen Manifestationen der Störung wie spontane Zwangsgedanken unter anderem mit

Expositionstechniken behandelt wurden, erschien die entspannungsunterstützte Desensibilisierung bei den situativen Gedanken als besonders indiziert, um die gedanklichen Assoziationen zu neutralisieren.

## Falls die innere Stimme nicht stillhält

Zu guter Letzt wollen wir noch kurz mit der systematischen Entspannung bei psychotischen, also mit »realitätsfernen« Wahnvorstellungen und Sinnestäuschungen bzw. starkem Entfremdungserleben einhergehenden Erkrankungen beschäftigen. Die Kürze dieser Abhandlung steht dabei etwas im Widerspruch zu der immensen psychologischen Wucht, die derartige Erkrankungen sowohl für die Betroffenen als auch deren Umfeld auslösen können. Das liegt aber daran, dass Psychosen lange Zeit als Tabubereich für Entspannungsverfahren, insbesondere solche suggestiver und hypnosenaher Art, galten. Dies unter anderem, weil zu befürchten war, dass es etwa bei Suggestionen zur Provokation paranoider und halluzinativer Symptome kommen könnte, so als gesellte sich damit noch eine weitere zu »den Stimmen im Kopf«. Wenn dies auch für akute Psychosen und Wahnzustände weiterhin seine Berechtigung haben mag, nicht zuletzt aufgrund der fehlenden Ansprechbarkeit, so gilt dies in dieser Absolutheit nicht für aktivere Entspannungsverfahren wie PR und Atemtechniken sowie achtsamkeitsbasierte Verfahren bei subakuten und remittierten Psychosen. Diese Verfahren können nämlich, wenn sie bei entsprechend psychiatrischer oder psychotherapeutischer Abklärung eingesetzt werden, die Emotionsregulation der betroffenen Patienten und Patientinnen wirkungsvoll unterstützen (Helgason u. a. 2013).

Es gilt jedoch, die Verfahren an die Charakteristiken der Störungen anzupassen. So sollten generell die Übungsdauer auf um die zehn Minuten begrenzt und übliche Bodyscans von 45 Minuten ein absolutes No-Go sein. Auch ist eine hochfrequente Anleitung mit mindestens etwa jede halbe Minute angesagten Instruktionen zu empfehlen, um psychotische Gedankengänge zu minimieren. Bei achtsamkeitsbasiertem Vorgehen sollte nach den Übungen ausreichend Zeit, bis zu zwanzig Minuten, für ein therapeutisches Gespräch sein, bei dem psychotisches Gedankengut in normalisierender Weise angesprochen werden kann. Die Herangehensweise ist auch hier, dass die gedanklichen Inhalte inklusive der optischen und akustischen Halluzinationen distanziert beobachtet werden (Chadwick 2019).

# Entspannung als Ventil: Druck ablassen gegen Lagerkoller und bei Tobsucht

Neben psychischen Krankheiten, die häufig mit Störungen des emotionalen Erlebens und mit Defiziten der Emotionsregulation einhergehen, können Schwächen der Emotions- und Selbstregulation auch situationsbedingt oder in bestimmten Lebensphasen vorkommen und sich nachteilig auf das persönliche Wohlbefinden und die Erreichung persönlicher Ziele auswirken. Fallen zusätzlich die Ausgleich schaffenden Ressourcen und strukturgebenden Alltagsroutinen weg, wie sich eindrücklich während der Kontakt- und Ausgangssperren im Kontext der COVID-19-Pandemie zeigte, liegen die Nerven ungleich schneller blank. Phänomenologisch spiegelt sich dies in zunehmender Gereiztheit, Unruhe, Depressivität oder Aggressivität wider – bis hin zum sogenannten Lagerkoller. Das Kompositum »Lager« und »Koller« (lat.: *cholera* = Zornausbruch) meint eine plötzlich aufbrechende oder stille Wut, eine schwere psychologische Erregung oder psychische Störung, die sich aus einer Umgebung oder Situation ableiten lässt (Peters 2017).

Bekannt ist das Phänomen des Lagerkollers aber längst nicht nur aus Kontexten sanitärer Krisen oder kriegsbedingten Notunterkünften. Sogar bei ursprünglich freudigen Anlässen, etwa im langersehnten Familienurlaub oder in der gemeinsamen Freizeit, kann sich ein Lagerkoller einschleichen. Und hier liegt die Krux: Bereits nach kurzer Zeit flaut die anfängliche Freude ab und anstelle der erwarteten Gelassenheit und Entspannung geraten nun zunehmend die Macken und Eigenarten des Gegenübers in den Fokus und sägen an den Nerven. Vom geplanten Weg in die Entspannung gänzlich abgekommen, gilt es jetzt, dem emotionalen Krisenmodus ein schnelles Gegengewicht zu setzen.

Cave: In psychischen Ausnahmesituationen, in denen das Gehirn durch emotionale Überflutung oder Affektstürme übererregt ist, bedarf es schnell wirksamer Not- bzw. Selbsthilfetechniken. Hierzu bietet das Embodimentkonzept, zu Deutsch »Verkörperung«, eine Fülle an Anregungen.

# Exkurs: Was passiert, wenn man »aus der Haut fährt«

Ohne Körper keine Emotion und kein Verhalten. Alles menschliche Erleben und Verhalten ist eingebettet in die sensumotorische Aktivität des gesamten Organismus. Der Körper fungiert gleichermaßen als biologisches Substrat, das Bottom-up-Signale an das zentrale Nervensystem schickt, als auch als innerleibliches Resonanzorgan, das Top-down-Signale empfängt, erfahrbar macht und somit neurobiologische Regulationsprozesse unterstützt. Solche Effekte des Embodiment zeigen sich im Alltag in vielerlei banalen Situationen. Beispielsweise sind Selbstberührungen häufige Alltagshandlungen bei allen Menschen, in allen Kulturkreisen. Etliche hundert Mal am Tag berühren wir unser Gesicht, ohne dass wir in der Regel von dieser Bewegung Notiz nehmen. Nicht grundlos, wie Elektroenzephalografiestudien zeigen, denn diese spontanen Selbstberührungen bewirken nachweislich neuronale Veränderungen, die bei der Regulation kognitiver Überforderung hilfreich sind und das Stressempfinden mildern. Forscher erklären diese Veränderungen damit, dass der kurze spontane Berührungsreiz jene Hirnaktivität verstärkt, die für die emotionale Stabilisierung und für die Stabilisierung des Arbeitsgedächtnisses verantwortlich ist (Grunwald u. a. 2014). Dass das körperliche Feedbacksystem auch auf Prozesse der Informationsverarbeitung einwirkt, zeigt eine experimentelle Untersuchung der Forschergruppe von Michalak u. a. (2014). Frei nach dem Motto »So wie man geht, geht es einem« wurden gesunde Probanden mithilfe einer unauffälligen Biofeedbacktechnik angeleitet, ihre Gangmuster zu ändern, um entweder die Eigenschaften depressiver Personen oder einen besonders glücklichen Gehstil widerzuspiegeln. Während des Gehens prägten sich die Teilnehmenden eine Reihe emotional aufgeladener Begriffe ein, die sie zu einem späteren Zeitpunkt wieder abrufen mussten. Die Personen, die so gingen, als ob sie glücklich wären, konnten dabei signifikant mehr positive Wörter aus dem Gedächtnis abrufen als negative, während der experimentell erzeugte depressive Gangstil diesen befindlichkeitsfördernden Positivitätsbias zu verhindern schien. Dass über den Körper bis zu einem gewissen Grad unsere Stimmungen, Informationsverarbeitungen und Erinnerungen beeinflussbar sind, steht ebenfalls in Einklang mit Forschungen, die eindeutige Zusammenhänge zwischen der Kompetenz zur Emotionsregulation und der Interozeptionsfähigkeit, also der Innenwahrnehmung des Körpers, belegen (Herbert u. a. 2012, siehe Kapitel Biofeedback, S. 93 ff.).

# Wenn's schnell gehen soll: körperzentrierte Turboentspannung

In den letzten Jahren haben körperzentrierte Emotionsregulationsstrategien als psychotherapeutische Techniken und Selbsthilfemethoden verstärkt Beachtung gefunden. Darunter sind die bifokalen Aufmerksamkeitssplittingtechniken, die gleichzeitige Aufmerksamkeit auf negatives emotionales Material und eine begleitende, abwechselnde oder rhythmische physiologische Stimulation lenken und auf diese Weise schnell emotionale Erleichterung herbeiführen. Je nach Ansatz kann sich die sensorische Stimulation auch auf verschiedene sensorische Modalitäten beziehen. Zu den bekanntesten Ansätzen zählen die Klopftechniken (engl.: body tapping) wie die Thought Field Therapy (TFT), Emotional Freedom Technique (EFT) oder die daraus hervorgehende Weiterentwicklung zur Prozess- und embodimentfokussierten Psychologie (PEP), aber auch Techniken wie Eye Movement Desensitization and Reprocessing (EMDR). Während EMDR hauptsächlich mit das Gehirn beidseitig stimulierenden Augenbewegungen arbeitet, sehen Klopftechniken eine sensorisch-taktile Stimulation bestimmter Körper- bzw. Akupunkturpunkte vor. Die Stimulation von Akupunkturpunkten durch Klopfen, Halten oder Massieren wird meistens kombiniert mit der mentalen Aktivierung eines bestimmten psychologischen Problems. Bei der taktilen Variante von EMDR wird hingegen nicht darauf geachtet, ob Akupunkturpunkte stimuliert werden, vielmehr werden die rechte und die linke Körperseite abwechselnd berührt.

# Bifokale Techniken: geteilte Aufmerksamkeit, volle Entspannung

Die neuropsychologische Forschungslage zu bifokalen Techniken ist noch ziemlich dünn. Doch lassen vorliegende Wirksamkeitsstudien eine spezifische psychoneuronale und verhaltensbezogene Signatur der Emotionsregulation durch bifokale Verarbeitungstechniken erkennen, die sich von bisher untersuchten Emotionsregulationsstrategien unterscheidet. In einer funktionellen Magnetresonanztomografiestudie (fMRT-Studie) an gesunden Probanden konnte gezeigt werden, wie eine abwechselnd mono- und binaurale auditive Stimulation die neuronalen Reaktionen und die subjektive Einschätzung ekelauslösender Szenen beeinflusst (Herkt u. a. 2014). Auffallend war dabei, dass negative Reize mit begleitender binauraler Wechselstimulation zu einer Aktivitätszunahme in der Amygdala und einer Aktivitätsabnahme im dorsolateralen präfrontalen Kortex führten. Dieser Befund steht im Gegensatz zu den intuitiv zu erwartenden Ergebnissen und den bisherigen Erkenntnissen zur kognitiven Emotionsregulation, die eine erhöhte präfrontale Aktivierung, verminderte limbische Aktivität und reduzierte affektive Reaktionen beschreiben.

In dieselbe Richtung deuten auch die Befunde von Swingle u. a. (2005). In ihrer Untersuchung fanden die Forscher bei Personen, die traumatischen Stress infolge eines Autounfalls erlitten, nach zwei Sitzungen therapeutischen Klopfens eine deutliche Verbesserung der psychischen Beschwerdelast. Dabei ließen sich in den jeweils vor und nach den Klopfinterventionen durchgeführten Hirnstrommessungen neurophysiologische Korrelate identifizieren, die sich typischerweise in einer erhöhten Amplitude von 13–15 Hz im sensomotorischen Kortex, einer verringerten Erregung im rechten frontalen Kortex und einem erhöhten Verhältnis von 3 – 7 Hz zu 16 – 25 Hz im okzipitalen Kortex nach dem Klopfen abzeichneten. Ein neurophysiologisches Aktivierungsprofil lässt auf eine »fokussierte und zugleich entspannte« interne Verarbeitung von bildhaften Gedächtnisinhalten schließen. Resümierend zeigt die bisherige Befundlage, dass die bifokale Verarbeitung den Zugang und die Verarbeitung von Emotionen erleichtert und deutet auf unterschiedliche neuronale und verhaltensbezogene Effekte für verschiedene Arten von negativen Emotionen hin (Herkt u. a. 2014, Wittfoth u. a. 2022).

# Klopfen in der Therapie

Die Vorstellung, in emotional belastenden Situationen »auf sich rumzuklopfen«, mag uns zunächst befremdlich scheinen. Betrachtet man die Grundprinzipien des therapeutischen Vorgehens bei Klopftechniken, so findet man jedoch viel Bekanntes wieder. Kombiniert werden nämlich u. a. Elemente von Expositionstherapie und kognitiver Umstrukturierung mit dem leichten Beklopfen von Hautpunkten, die aus der klassischen Akupunktur übernommen wurden. Die Wirkmechanismen lassen sich sowohl mit energetischen als auch mit psychodynamischen Ansätzen kombinieren, auf deren Abhandlung jedoch an dieser Stelle verzichtet wird. Zur vertiefenden Literatur verweisen wir auf Bohne (2021).

Eine neuro-»logische« Erklärung für die Wirkung therapeutischen Klopfens ist, dass das Gehirn nicht gleichzeitig entspannt und im Stress sein kann. Denken wir an ein belastendes Ereignis, reagiert unser Nervensystem mit Stress, der sich in körperlichen Empfindungen abbildet. Das könnte zum Beispiel ein Angstgefühl sein, das sich in Form von Druck in der Herzgegend oder einer Enge im Hals äußert. Durch das parallele Aktivieren der Akupunkturpunkte mit haptischer Stimulation wird das Gehirn irritiert. Das limbische System bzw. »Gefühlshirn« ist aktiviert und gleichzeitig fängt der Körper an, sich zu entspannen. In einem entspannten Körper kann sich Angst nicht ausbreiten. Hierdurch wird bottom-up das ursprüngliche Gefühl überlagert – das Nervensystem lernt um und vernetzt sich neu. Auf dieser Basis können »barrierefrei« neue, hilfreiche Denkmuster und Überzeugungen etabliert werden, die die negative Reaktivität auf ähnliche Situationen künftig reduzieren (Herkt u. a. 2014). Die strukturierte Vorgehensweise der verschiedenen therapeutischen Ansätze, die sowohl in der Arbeit mit Kindern und Jugendlichen als auch mit Erwachsenen angewendet werden können, folgt immer nach dem gleichen Prinzip in mehreren Schritten:

**1. Schritt** Durch gezieltes Ansprechen eines Themas wird dieses zunächst bis hin zu einer physiologischen Erregung aktiviert, etwa indem man an eine belastende vergangene oder künftige Situation denkt, sie sich bildhaft vorstellt oder darüber erzählt. Auch ist eine Konfrontation in vivo möglich, um das Belastungserleben spürbar werden zu lassen. Das Ausmaß der Belastung wird, wie auch beim EMDR, auf einer SUD-Skala (engl.: SUD = Subjective Units of Distress) von null bis zehn eingeschätzt. Zeitgleich zeigt der Therapeut eine bestimmte Abfolge von Übungen wie Klopfen und Handkreisen, die von der Patientin wiederholt werden.

**2. Schritt** Nun wird zu den evozierten Emotionen, Gedanken oder Glaubenssätzen eine Affirmation der Selbstakzeptanz wie folgt formuliert: »Auch wenn ich [...][19], liebe und akzeptiere ich mich so, wie ich bin«. Diese Sowohl-als-auch-Logik bewirkt eine erste Annäherung an vermiedene, unterdrückte Aspekte. Das Toleranzfenster wird geweitet und der präfrontale Kortex aktiviert. Selbstakzeptanzsätze werden laut ausgesprochen, während gleichzeitig ein Akupunkturpunkt, z. B. der Handkantenpunkt, geklopft wird oder der sogenannte Selbstakzeptanzpunkt unterhalb des linken Schlüsselbeins durch eine kreisende Bewegung stimuliert wird. Es folgt die erneute Konfrontation mit dem Thema, während die 14 bis 16 sensiblen Hautpunkte beklopft, massiert oder mit den Fingerspitzen berührt werden.

Typischerweise berichten Patientinnen und Patienten, dass die Belastungsintensität geringer wird oder das Erinnerungsbild verblasst. Das Protokoll wird in einer Sitzung meist mehrere Male wiederholt, bis die emotionale Belastung verschwunden oder deutlich reduziert ist.

19 Platzhalter für das betreffende Problem.

Bei Klopftechniken und auch bei anderen Ansätzen wie EMDR werden nach der Verminderung oder dem Verschwinden der negativen Gefühle zusätzlich positive Gedanken oder selbstaffirmative Sätze verankert, indem sie wiederholt mit bestimmten sensorischen Stimulationen gekoppelt werden.

Zusätzlich sollen Patientinnen und Patienten dazu angeregt werden, wirksame Klopftechniken im Alltag anzuwenden, insbesondere, wenn kritische Situationen anstehen oder auch während und nach solchen Situationen. Hilfestellungen bieten hier zahlreiche Selbsthilfebücher und einschlägige Webseiten mit Videoanleitungen zur Anwendung dieser Techniken (z. B. www.innen-leben.org) sowie unterstützende Apps zur schnellen Selbsthilfe für unterwegs (z. B. die Tapping Solution App, www.thetappingsolution.com).

## Anwendungsgebiete

Klopftechniken wurde in medizinisch-therapeutischen Fachkreisen lange Zeit mit Skepsis begegnet. Die überhöhten Erfolgsversprechungen trotz anfangs nur schwacher empirischer Evidenz wurden kritisiert, ebenso die theoretischen Grundannahmen des energetischen Paradigmas. Inzwischen liefern randomisierte kontrollierte Therapiestudien und Metaanalysen solide, mit Verhaltenstherapie vergleichbare Wirksamkeitsnachweise in der klinischen Anwendung von Klopftechniken für die Behandlung von Angststörungen, spezifischen Phobien wie z. B. Aviophobie (Wittfoth u. a. 2022), Depressionen und posttraumatischen Störungen (Nelms u. a. 2016). Eine aktuelle Studie unterstreicht zudem die Wirksamkeit von Klopfen zur Reduktion von Angst, Depression und Lagerkollersymptomatik bei Personen, die positiv auf COVID-19 getestet wurden und sich in Isolation begeben mussten (Tambunan u. a. 2022). Aber auch auf der Seite der medizinischen Versorger, die an vorderster Front die COVID-19-Patienten betreuten, konnte bereits eine einzige Onlinegruppensitzung mit Klopftechniken fruchten und eine signifikante Linderung von Stress-, Angst- und Burn-out-Symptomen bewirken (Dincer u. a. 2021). Die Wirkeffekte spiegeln sich gleichermaßen in stressbiologischen Korrelaten, insbesondere der Senkung des Cortisolspiegels, auf physiologischer Ebene wider (Bach u. a. 2019).

Jenseits des klinischen Settings von Psychotraumatherapie, Stressmedizin und psychosomatischer Grundversorgung sind Klopftechniken in vielen weiteren Lebensbereichen einsetzbar. Sie erfreuen sich großer Beliebtheit und werden zunehmend auch von Musikern, Sportlerinnen und Führungskräften im Umgang mit Aufregung und Stress verwendet. Daneben stellen sie für viele Menschen ein praktisches Selbsthilfetool dar, um akute Emotionen zu regulieren oder emotionale Reaktionen auf immer wiederkehrende Themen selbstwirksam zu verändern.

## Klopf, klopf! Aber richtig!

Patientinnen und Patienten zeigen grundsätzlich eine gute Akzeptanz gegenüber therapeutischen Klopftechniken und ebenfalls eine hohe Bereitschaft, sie selbstständig auszuprobieren, wenn sie fachlich hinreichend angeleitet werden. Vor allem die sprachliche Begleitung durch die Therapeuten und deren gleichzeitiges Mitklopfen während der Sitzung bewirken, dass sich gerade unsichere, skeptische Patienten in der schützenden therapeutischen Diade wohl und getragen fühlen.

Entsprechend dem Motto »Richtig ist, was sich gut anfühlt« sind in der Praxis durchaus Abweichungen von der standardisierten Klopfprotokollreihenfolge üblich. Entscheidend ist weniger die Befolgung einer festgelegten Vorgabe, sondern vielmehr die Sensibilisierung für das eigene Aufspüren der wirkungsvollsten Körperpunkte. Stellen, die unangenehm sind, sollen ausgelassen, Druck und Geschwindigkeit des Klopfens ebenfalls individuell angepasst werden. Der durch diese therapeutische Anleitung entstehende Suchprozess führt zur Verbesserung der Interozeptionsfähigkeit und bewirkt, dass hilfreiche Körperpunkte bzw. vegetative Entlastungsprozesse selbst wahrgenommen werden können. Auch wird die Wirksamkeit des eigenen Handelns im Sinne der Selbstberuhigung unmittelbar erlebt und damit eine Kompetenz zur Selbstregulation erworben, die auch außerhalb der psychologischen Behandlungspraxis gut anwendbar ist.

In aller Regel funktionieren Klopftechniken sehr gut und wirken im Vergleich zu EMDR oder Verhaltenstherapie sogar deutlich schneller. Bei dysfunktionalen Affekten wie Angst, Depression, Wut oder auch dissoziativem Erleben empfiehlt es sich, mit den Klopf- und Augenbewegungstechniken gleich in Bezug auf das akute Thema anzufangen. Dasselbe gilt auch für die Beruhigung unspezifischer Affekte wie innerem Druck oder Besorgnis. Meist tritt nach kurzer Zeit schon eine Erleichterung, Stimmungsaufhellung oder Angstreduktion ein, die das Selbstwirksamkeitserleben der Patienten und Patientinnen stärkt und nach dem Prinzip einer operanten Konditionierung bei Bedarf wieder leicht abgerufen werden kann (Loew u. a. 2017).

Für Behandelnde und Kranke ist es wichtig, geduldig zu sein und keine unrealistischen Erwartungen zu entwickeln. Manchmal wirken Klopftechniken unmittelbar und innerhalb weniger Minuten treten beeindruckende Veränderungen auf. Zuweilen bedarf es aber auch mehrerer Anläufe und die Wirkeffekte manifestieren sich schleichend oder werden zunächst gar nicht oder erst rückblickend bemerkt. Eine Patientin berichtet, dass ihr erst im Nachhinein aufgefallen sei, dass sie während einer Personalbesprechung souverän das Wort ergriffen hatte, um auf

Missstände hinzuweisen, was sie sich aufgrund ihrer sozialen Unsicherheit davor nie getraut hatte.

Klopfen wirkt nicht bei jedem und nicht immer sofort. Die Forschungsliteratur zeigt, dass die 10 bis 20 Prozent der therapeutischen Behandlungssituationen, in denen Patienten nicht oder unzureichend von Klopftechniken profitieren, meist sogenannten Lösungsblockaden geschuldet sind. Gerade beim Vorliegen struktureller Persönlichkeitsstörungen, aber auch bei ängstlichen Patientinnen und Patienten bestehen häufig Selbstwertproblematiken, die die Affektregulation mittels des Klopfens erschweren. Das Beklopfen von Akupunkturpunkten allein ist in diesen Fällen wenig zielführend. Vielmehr steht hier zugleich die therapeutische Arbeit im Mittelpunkt, um dysfunktionale Denkmuster mittels strukturierter Diagnostik und Bearbeitung zu entkräften.

Therapeutische Herausforderungen ergeben sich für Personen, die sich aus irgendeinem Grund nicht an das negative Ereignis erinnern oder nicht in der Lage sind, Emotionen in körperlichen Empfindungen zu verankern. Eine der Autoren erinnert sich an einen Patienten, der äußerte: »Ich spüre nichts in meinem Körper, wenn ich an den Überfall denke.« Damit auch Patienten mit traumabedingten Abspaltungen von Gedanken, Gefühlen oder Körperempfindungen von Klopfinterventionen profitieren können, ist meist ein Griff in die therapeutische Trickkiste notwendig. In der klinischen Praxis wurden eine Reihe von Techniken entwickelt, um Behandlungshindernisse durch Dissoziation oder überwältigende Emotionen zu überwinden. Jüngere Ansätze wie die Prozess- und embodimentfokussierte Psychologie (PEP) haben diese Techniken bereits in ihre Standardprotokolle integriert. Sie umfassen Augenbewegungen ähnlich wie beim EMDR, andere hilfreiche Verfahren wie z. B. das Rauf- und Runterzählen von eins bis fünf und das Happy-Birthday-Summen, und sie führen bei Patienten mit entsprechender Problematik in der Regel schnell zu einer Abnahme des Leidensdrucks (Bohne 2021, Church 2013).

Wichtig ist zu betonen, dass Klopftechniken bei bestehenden Beschwerden keine medizinische oder psychotherapeutische Behandlung ersetzen. Eine diagnostische Abklärung und Besprechung mit medizinisch-psychologischen Fachpersonen sollte einer gewählten Selbstbehandlung immer vorangehen. Kombiniert angewendet können einzelne therapeutische Klopfsitzungen die Bereitschaft für eine verordnete medizinische oder psychotherapeutische Behandlung erhöhen, indem sie schnelle Entlastung bewirken und Patientinnen und Patienten zu mehr Selbstsicherheit und subjektivem Kontrollerleben verhelfen, um den weiteren Behandlungsprozess aktiv mitzugestalten.

Je nach Indikationsstellung können Klopfsitzungen als therapeutische Stand-alone-Behandlungsmethode oder »hybride« Technik in klinische

Behandlungsansätze integriert und mit anderen psychotherapeutischen Verfahren wie Verhaltenstherapie und EMDR kombiniert werden.

Therapeutische Klopftechniken sind den nebenwirkungsarmen, nichtinvasiven ergänzenden Behandlungsmethoden zuzuordnen. Relative Kontraindikation besteht lediglich bei akuten psychiatrischen Störungen. Bei floriden Psychosen und schweren Persönlichkeitsstörungen sowie beim Vorliegen komplexer chronischer Kindheitstraumata vom Typ II sollte die Methode nicht bzw. nur nach sorgfältiger Abwägung und unter fachlicher Anleitung eingesetzt werden.

## Exkurs: Entspannung unter der Gürtellinie

Wie wir gesehen haben, greifen Sympathikus und Parasympathikus eng ineinander, was die Regulation unserer Körperfunktionen angeht. Dies kommt besonders bei der Regelung von Ausscheidungs- und Geschlechtsfunktion zum Ausdruck, wo beide Systeme fein abgestimmt zusammenwirken und oftmals zeitgleich aktiviert sind. So ist beim Orgasmus die vermehrte Durchblutung der Geschlechtsorgane, wie etwa für die Peniserektion oder Schwellung der Schamlippen, parasympathisch vermittelt, während die orgastischen Kontraktionen vom Sympathikus initiiert werden. Bei der Regelung des Stuhlgangs und des Wasserlassens halten sich beide Systeme dagegen permanent zwischen sympathisch bedingter Kontinenz und parasympathisch vermittelter Exkretion die Waage. Bei Letzterer ist neben dem Erschlaffen der entsprechenden Schließmuskeln zugleich die sogenannte Bauchpresse, also die Anspannung der Bauchmuskulatur essenziell beteiligt. Das ist beim Einsatz von Entspannungsverfahren bei Störungen ebendieser Funktionen zu berücksichtigen, seien es Erektions- oder Ejakulationsstörungen, Vaginismus oder Inkontinenz. Vor allem, wenn derartige Verfahren eine zu starke Enthemmung des Parasympathikus bei gleichzeitiger Hemmung des Sympathikus bewirken, kann die Intervention förmlich »in die Hose gehen«. Dies sieht man auch an Beruhigungsmitteln und Blutdrucksenkern, insbesondere den Benzodiazepinen und β-Blockern, bei denen unwillkürlicher Urinverlust mitunter eine Nebenwirkung sein kann.

Deshalb eignen sich hier vor allem Entspannungserfahren, die sowohl aktivierend als desaktivierend bzw. feinjustierend wirken können, wie das Biofeedback oder hypnotische Verfahren inklusive der Fortgeschrittenenstufe des AT, wenn man etwa die Standardformeln um eine vegetativ ausbalancierte Formel für Exkretions- und Sexualfunktion erweitert. Zum Biofeedback finden sich bei den meisten Anbietern neben äußerlich applizierbaren EMG-Elektroden auch besondere Anal- und

Vaginalsonden, die für Inkontinenz- oder Beckenbodentrainings eingesetzt werden können und das Erlernen einer abgestuften Kontrolle der beteiligten Peristaltik und Schließmotorik ermöglichen (Bø 2012).

Wie Hypnose zur Kontrolle der Schambereichsorgane genutzt werden kann, sei exemplarisch an zwei ausgewählten Beispielen dargestellt. Wir erinnern uns an einen Patienten, der nach einer in sich abgeschlossenen Hypnotherapie von Selbstwertproblematiken als Restsymptomatik noch an einer reduzierten Libido litt. In einer letzten Intervention wurde der hypnoseerfahrene Patient unter Anleitung an einen Ruheort geführt. Der aus Simbabwe stammende Patient suchte hierbei die Victoriafälle auf, und die unter Trance sexsymbolische Imagination der ungehemmt ins schluchtenartige Tal strömenden Wassermassen führte dazu, dass der Patient in der nächsten Sitzung von für ihn und seine Frau befriedigendem Geschlechtsverkehr berichten konnte. Bei einem anderen Mann, der unter vorzeitigem Samenerguss litt und zugleich ein Autoliebhaber war, konnte die trancemäßig erlebte Kontrolle beim Aus- und Zudrehen des Wasserschlauchs bei der Autowäsche so ins Unterbewusstsein dringen, dass hiermit auch eine bessere Kontrolle der autonom, also unbewusst regulierten Ejakulation bewirkt werden konnte.

# Das Abc des geruhsamen Schlafs

Der Schlaf ist ein besonderer Prozess mit unterschiedlichen Funktionen. Auch wenn nicht alle neurobiologischen Rätsel um das Mysterium des Schlafes gelöst sind, so scheint es für den tierischen und menschlichen Organismus unentbehrlich, dass Körper und Geist von Zeit zu Zeit auf Stand-by gesetzt werden und das Bewusstsein dabei aufgehoben wird. Dem Schlaf kommt dabei eine wichtige Funktion bei der Konsolidierung der tagsüber gemachten Erfahrungen und des Gelernten zu. Auch finden im Schlaf wichtige Säuberungs- und Aufräumaktionen durch Abbau neuronaler Stoffwechselprodukte, die während der Gehirntätigkeit anfallen, statt. Der Schlaf ist für die Aufrechterhaltung der kognitiven Leistungsfähigkeit unabdinglich und dabei scheint eine Unterbrechung des Informationsflusses von außen essenziell (Krueger u. a. 2016). Nichtsdestotrotz ist der Schlaf ein aktiver Vorgang mit verschiedenen, nach bestimmten Mustern ablaufenden Stadien. Dazu gehören auch die verschiedenen Traumphasen, wobei dem Traum unter anderem die Funktion der unbewussten Verarbeitung von Geschehnissen und Erlebnissen zukommt. Darüber hinaus wohnt ihm eine gewisse Kreativität inne, deren Korrelat die sogenannten Theta-Wellen im EEG sind. Bestes und häufig zitiertes Beispiel hierfür ist die Anekdote des Chemikers Kekulé, der im 19. Jahrhundert die Strukturformel des Benzols in Form eines Rings ersann, und dies angeblich, nachdem er nachts zuvor vom alchimistischen Symbol der sich in den Schwanz beißenden Uroboros-Schlange träumte.

Auch wenn die Hirnaktivität weitgehend runtergefahren wird, bleibt diese trotzdem weiterbestehen, was Ausdruck der neuronal ablaufenden Mechanismen ist (siehe Abbildung 8, S. 150). Diese neuronalen Mechanismen sind sehr komplex und so vielfältig sind dann auch die Schlafstörungen. Aus psychotherapeutischer Sicht interessieren hierbei die nichtorganischen Schlafstörungen, allen voran die Insomnie (Schlaflosigkeit), die sich entweder durch Ein- und Durchschlafschwierigkeiten oder beides äußert. Daneben kann es aber auch zum Gegenteil, der durch übermäßige Tagesschläfrigkeit bis hin zu Schlafsucht und Schlafattacken gekennzeichneten Hypersomnie, kommen sowie zu verhaltensbedingten Störungen des Schlaf-Wach-Rhythmus, etwa durch Schichtarbeit oder wie beim Jetlag durch Überqueren von Zeitzonen. Daneben kann es zu auffälligen Verhaltensweisen während des Schlafs kommen, zu Albträumen, Nachtschreck und dem als Somnambulismus bezeichneten Schlafwandeln sowie nächtlichem Zähneknirschen (Bruxismus), die man allesamt den Parasomnien zurechnet. Dabei ist es für die Differenzialdiagnostik unerlässlich, dass im Vorfeld eine medizinische Abklärung stattfindet.

ABBILDUNG 8 Bewusstseinszustände und entsprechende EEG-Bänder in Hertz (in Anlehnung an Haus u.a. 2020)

| | | |
|---|---|---|
| 13 – 15 Hertz | **Sigma-Wellen bzw. sensomotorischer Rhythmus, Schlafspindeln** | **Innere Ruhe** |
| 8 – 12 Hertz | **Alpha-Wellen** | **Entspannung** |
| 4 – 7 Hertz | **Theta-Wellen** | **Tiefenentspannung bzw. leichter Schlaf** |
| 1 – 3 Hertz | **Delta-Wellen** | **Tiefschlaf** |

Entspannungsverfahren spielen neben schlafhygienischen Maßnahmen eine besondere Rolle bei der Behandlung von Schlafstörungen, einerseits wegen ihrer beruhigenden Wirkung, andererseits aufgrund des schlafnahen Bewusstseinszustands, den sie zu erzeugen vermögen (Krampen 2018). Stressbedingte Schlafstörungen sind in aller Regel das Nachwirken von ungelösten Problemen, seien diese unmittelbar bewusst oder im Unbewussten verborgen. Die damit verbundene innere physische Unruhe wird dann mit ins Bett genommen oder manifestiert sich, wenn die Ablenkung durch Alltagsbeschäftigungen nachts nicht mehr gegeben ist, mental in Form von Gedankenkreisen. Entspannungstechniken können helfen, das körperliche Erregungsniveau beim Zubettgehen zu senken sowie gedanklich besser abzuschalten, indem sie von den Problemgedanken ablenken und den Geist besänftigen. Gleichzeitig wissen wir aus neurophysiologischen Studien, dass der Zustand der Tiefenentspannung sich in den mittels EEG beobachtbaren Hirnströmen mehr und mehr dem Schlafzustand annähert und Wellenmuster auftreten, deren Frequenzen denen des leichten Schlafes ähneln. Während man beim täglichen Trainieren von Entspannungsübungen darauf achtet, nicht dabei einzuschlafen, das heißt, entspanntes Wachsein aufrechtzuerhalten, kann man das Training, wenn man es abends vor dem Einschlafen praktiziert, wie eine Brücke in den Schlaf nutzen.

Autogenes Training und Progressive Relaxation bieten sich als Einschlafhilfen in liegender Haltung an. Dabei sollte bereits die Grundstufe des AT ausreichend sein, während bei behandlungsresistenten Schlafstörungen zusätzlich auch symptommodifizierende Formeln in Erwägung gezogen werden können. AT und PR bieten sich auch im Rahmen verhaltenstherapeutischer Maßnahmen an. So versucht man, ungünstige Konditionierungen zu vermeiden, wonach das Schlafumfeld wie Bett oder Schlafzimmer gedanklich mit Schlaflosigkeit anstelle von Schlafen assoziiert wird und damit eher schlafmindernd wirkt. Bereits die gedankliche Antizipation einer schlaflosen Nacht kann wie eine selbsterfüllende Prophezeiung genau dies bewirken. Deshalb wird oft angeraten, anstatt sich im Bett umherzuwälzen, wenn man keine Ruhe findet, aufzustehen, den Schlafraum zu verlassen und etwas gegen das Gedankenkreisen zu unternehmen. Hierbei ist aber darauf zu achten, dass keine aktivierenden Tätigkeiten ausgeführt werden, da das Gehirn sonst die innere Uhr mit Aktivität verknüpft und somit selbst wieder nächtliches Aufwachen bedingt. Ziel der Maßnahme ist es dagegen, einer mit dem Gedankenkarussell inkompatiblen, aber möglichst passiven schlafnahen Beschäftigung nachzugehen. Ideal wäre es, eine PR- oder AT-Übung durchzuführen. Wenn man Entspannungsübungen als Schlafhilfe einsetzen möchte, ist es wichtig, dass die Übungen nicht nur abends, sondern auch tagsüber durchgeführt werden. Bei mit Entspannung unerfahrenen Patienten und Patientinnen ist sogar zu empfehlen, dass sie die gelernten Techniken zunächst einmal eingehend am Tage eintrainieren, etwa für eine Woche, bevor sie sie zum Einschlafen nutzen, um sicher zu gehen, dass die Technik auch sitzt und in der gewünschten Situation überhaupt wirken kann. Viele Schlaflose leiden nämlich unter einem hohen Erwartungsdruck und lassen wieder enttäuscht von der Entspannungsstrategie ab, wenn sie nicht auf Anhieb funktioniert. Wenn man Entspannungsübungen als Einschlafhilfe nutzt und merken sollte, dass die Übung nicht direkt greift, ist es oft sinnvoller, sie abzubrechen – sich nicht innerlich durch das Ausbleiben der Wirkung aufzuwühlen – und sie nach etwa 15 Minuten zu wiederholen. Das fraktionierte, also unterbrochene Durchführen von Entspannungsübungen kann paradoxerweise sogar den Entspannungseffekt schrittweise vertiefen.

**FALLBEISPIEL 4** Der Patient, ein 35-jähriger Informatiker, litt unter einer nichtorganischen Insomnie (ICD-10-Code: F51.0), die – wie sich in der Anamnese herausstellte – iatrogen verschlimmert hatte. Neben Schlafmitteln, gegenüber denen der Patient zwischenzeitlich eine Toleranz entwickelt hatte, wurden ihm in einer vorangehenden medizinischen Konsultation verschiedene schlafhygienische Maßnahmen empfohlen, darunter der Vorschlag, im Falle längeren Nichteinschlafens das Bett zu vermeiden, um Schlaflosigkeit nicht mit der Schlafumgebung respondent

> zu konditionieren. Der Patient nahm dies leider zu genau und stand so jedes Mal des Nachts auf und ging dann irgendeiner Aktivität nach, aß zum Beispiel einen Joghurt, trank ein Glas Wasser, spielte etwas auf dem Smartphone oder nahm sogar mal eine Dusche. Irgendwann hatte er eine regelrechte Routine mit mehreren nächtlichen Ritualen aufgebaut, die sich mehr oder weniger im Stundentakt abwechselten. Ziel der Psychotherapie, die ihm angeboten wurde, war es, diese Routine zu durchbrechen. Zunächst wurde mit ihm eine Kurzform der PR im Liegen eingeübt. Danach wurde er dazu angehalten, auf jegliche Aktivität zu verzichten und stattdessen im Bett liegend eine PR-Übung durchzuführen. Sukzessive wurden dann von Sitzung zu Sitzung die schlafunterbindenden Aktivitäten im Sinne eines verhaltenstherapeutischen Gewohnheitsumkehrtrainings durch damit inkompatible PR ersetzt, bis auch diese zugunsten normalen Schlafverhaltens zurückgefahren wurden. Begleitet wurde die Verhaltenssuppression durch ein hochdosiertes Baldrianpräparat.

Die PR eignet sich auch bei der Behandlung von Bruxismus, wobei entsprechend Wert auf die Entspannung der Kaumuskulatur gelegt werden sollte. Auf das manchmal in Büchern zur PR beschriebene Zusammenbeißen der Zähne zur Anspannung des M. masseter sollte allerdings verzichtet werden, um durch das Zähneknirschen bedingte Zahnschädigungen nicht noch zu verschlimmern. Vielmehr sollte die PR-Übung für den Kaumuskel durch Rückziehen der Mundwinkel durchgeführt werden. Als Zusatzübung bietet sich das Zusammenpressen der Lippen an, das oft in der Entspannungsphase von einem leichten Prickelgefühl begleitet ist. Die PR kann zudem unterstützend zu einer BFB-Behandlung durchgeführt werden, die sich aber auch als Einzelbehandlung als effiziente Therapieform anbietet, wobei hierbei das über dem Kaumuskel gemessene EMG-Signal als Feedback genutzt wird. Hierzu gibt es diverse Heimtrainingsgeräte, die nachtsüber getragen werden können und die BFB-Behandlung in der Praxis ergänzen können (siehe unten in diesem Kapitel).

Dem Biofeedback, genauer dem EEG-Bio- oder Neurofeedback, kommt gerade auch für die Insomnie eine besondere Bedeutung zu. Mittels eines besonderen Frequenzbandtrainingsprotokolls, bei dem man den Anteil an Hirnstromwellen im Theta-Bereich herunter- und den im Bereich des sensomotorischen Rhythmus (SMR; siehe Abbildung 8, S. 150) herauftrainiert, kann das Ein- und Durchschlafen gefördert werden. Weil dadurch ein Überschuss an mit Schläfrigkeit einhergehenden Theta-Wellen am Tage vermindert wird, reduziert sich die Tagesmüdigkeit, wodurch sich wiederum der nächtliche Schlafdruck erhöht. Der sensomotorische

Rhythmus (SMR) ähnelt von der Frequenz her einem tiefschlafspezifischen Wellenmuster und ist zudem an eine Tiefenmuskelentspannung gekoppelt, wie man sie auch nachts bei runtergefahrenem Muskeltonus findet. Ein SMR-Training erlaubt somit die Förderung dieser schlafassoziierten Zustände.

Schlaffördernd können daneben aber auch je nach Schwere der Problematik zerstreuende Entspannungstechniken sein, seien es Atem- und Schäfchenzählen oder auch Einschlafgeschichten mit Musik. Hierzu gibt es mittlerweile eine schier unüberschaubare Vielzahl an Angeboten in mobilen Entspannungs-Apps, wie etwa »Calm« (Calm.com, Inc.). Durch den dem luziden Traum sehr ähnlichen Zustand der Trance hat natürlich auch die Hypnose eine schlafvertiefende Wirkung und kann zudem unter Umständen bei Albträumen Abhilfe schaffen, indem beispielsweise mit dem Hypnotisierten ein guter Ausgang des Traumes erarbeitet und eingeübt wird.

Auch bei nichtorganischen bzw. psychogenen Schlafstörungen kann aufgrund der Schwere der Symptomatik eine pharmakologische Kombinationsbehandlung begleitend zur Psychotherapie unumgänglich sein. Dabei sollte zunächst und bevorzugt auf pflanzliche Präparate anstelle von synthetischen Hypnotika zurückgegriffen werden, insbesondere Benzodiazepinen, vor allem, da Letztere bei langfristiger Einnahme die Schlafarchitektur negativ beeinflussen (Cloos u. a. 2015). Aufgrund der empirischen Befundlage kommen vor allem Baldrianextrakte im Sinne eines Adenosin-Analogons und somit Tranquilizers sowie Hopfenextrakte, die eine dem Melatonin ähnliche Wirkung entfalten, als pflanzliche Beruhigungs- bzw. Schlafmittel infrage (Brattström 2007). Melatonin ist ein in der Epiphyse sekretiertes Hormon, das den Schlaf-Wach-Rhythmus steuert, während Adenosin ein Neuromodulator ist, der die Weck- und Wachzentren des Gehirns hemmt und somit indirekt Schläfrigkeit induziert. Diese Mittel sind zum Teil als Kombipräparate und in unterschiedlichen Dosierungen erhältlich, je nach Indikation für die Beruhigung tagsüber oder zur Schlafförderung. Auch wenn es sich um natürlich vorkommende, nicht rezeptpflichtige Präparate handelt, die nebenwirkungsärmer, aber nicht unbedingt nebenwirkungsfrei sind, ist bezüglich Risiken und Nebenwirkungen stets der Arzt oder Apotheker zu fragen, vor allem wenn noch andere Medikamente eingenommen werden.

Beachte: Alkohol macht betrunken, aber nicht schlaftrunken! Auch wenn Hopfen im Bier enthalten ist, sollte bei chronischen Schlafstörungen auf Alkohol verzichtet oder zumindest der Konsum reduziert werden. Wie wir oben gesehen haben, ist der Schlaf ein aktiver Prozess. Alkohol mag zwar als Schlummertrunk durch seine sedierende Wirkung das Einschlafen begünstigen, stört aber gleichzeitig dadurch die Schlafaktivität, was zu nächtlichem oder frühzeitigem Erwachen führen kann. Gerade hochprozentige und kohlensäurehaltige Alkoholika potenzieren diesen Effekt, zumal sie die Magensäureproduktion und somit Sodbrennen fördern können.

## Schlafhilfen und Schlafbremsen

Eine Maßnahme zur intensiven und damit maximal erholsamen Nutzung von Pausen im Lauf des Tages ist das sogenannte Power-Napping, eine intensive Form des Tagesschlafs. Dabei wird die dahinterliegende Idee dieses »Kraft-Nickerchens« oft nicht korrekt rübergebracht. Beispielsweise wird manchmal empfohlen, sich einen Wecker für zehn Minuten o. Ä. zu stellen. Dies ist als suboptimal zu werten, da man dabei den natürlichen Schlafrhythmus nur Pi mal Daumen berücksichtigt. Ziel ist es aber, dass man sich beim Power-Napping in den leichten Schlaf bringt, ohne aber fest bzw. tief einzuschlafen (siehe Abbildung 8, S. 150). Wann der Tiefschlaf genau einsetzt, ist aber individuell unterschiedlich und auch tagesformabhängig. Wenn der Körper in den Tiefschlaf übergegangen ist, benötigt er das Durchmachen einer kompletten Schlafphase, die im Schnitt mehr oder weniger eine Stunde dauert. Da der Schlaf programmhaft abläuft, ist dies ähnlich wie bei einem gestarteten Waschmaschinendurchlauf, den man zwischendurch nur schwer abbrechen kann. Aus diesem Grund nimmt man sich für die längere Variante des Tagesschlafs, der Siesta, entsprechend Zeit. Wird man tagsüber aus dem Tiefschlaf geweckt, kann es sehr leicht vorkommen, dass man noch müder ist als zuvor und sich wie gerädert fühlt. Um dies zu vermeiden, setzt man sich für das Power gemütlich auf einen Stuhl oder ein Sofa, nimmt ein leichtes Objekt wie einen Stift oder einen Stressball in die angewinkelte Hand, wobei der Handrücken nach oben zeigt und der Ellenbogen auf der Armlehne aufgestützt ist. Dann schließt man die Augen und lässt sich in den Schlaf fallen. Der Trick dabei ist, dass, unmittelbar bevor der Körper sein Tiefschlafprogramm abspult, die Muskulatur erschlafft und somit der Gegenstand runterfällt und man dadurch geweckt wird. Danach ist man in aller Regel durch die optimale Nutzung der Leichtschlafphase fitter und kann sich wieder mit neuer Energie dem Alltag widmen.

Wenn man unter Insomnie leidet, ist zu berücksichtigen, dass durch den Tagesschlaf der abendliche bzw. nächtliche Schlafdruck sinkt und das dazu führen kann, dass das Ein- beziehungsweise Durchschlafen weniger gut gelingt. Deswegen kann es sinnvoll sein, zu versuchen, erst ins Bett zu gehen, wenn man wirklich müde ist. Oder man macht die Nacht durch und erhöht so den Schlafdruck für die darauffolgende Nacht, sodass der Schlafrhythmus sich wieder normalisiert. Ein derartiger Schlafentzug sollte im Falle von Schlafstörungen nur unter ärztlicher oder psychotherapeutischer Überwachung und sinnvollerweise übers Wochenende erfolgen.

Da das erfrischende Gefühl bei der Stirnkühleformel des AT eine belebende Wirkung hat, lässt man sie, falls man das AT als Einschlafhilfe nutzt, ganz einfach weg. Ebenso die körperliche Reaktivierung, was selbstverständlich auch für die PR gilt. Das AT wird im Bett auf dem Rücken liegend mit zu beiden Seiten hin fallengelassenen Füßen und anliegenden Armen geübt. Dabei kann es vorkommen, dass man schon vor dem Durchgehen aller Formeln ermüdet. In dem Fall beendet man die Übung vorzeitig und bringt sich in die gewohnte Schlafposition. Das AT bietet auch die Möglichkeit, den »inneren Wecker« zu stellen und sich den Zeitpunkt des Aufwachens zu suggerieren. Will man beispielsweise um sieben Uhr erwachen, so stellt man sich nach der Leibeswärmeformel die Zahl sieben bildlich vor dem inneren Auge vor, etwa als konkrete Zahl oder analogen Zeiger auf einer Uhr oder indem man an einen Siebenpunkt-Marienkäfer denkt. Bei sechs Uhr kann es beispielsweise auch die sechs auf einem Spielwürfel sein. Durch diese innere Einstellung auf den Aufwachzeitpunkt kann man dann entspannt und auf natürliche Weise am folgenden Tag aufwachen. Probieren Sie es aus, stellen Sie sich bei wichtigen Terminen aber vorsichtshalber den Wecker!

Im Rahmen der Schlafdiagnostik werden oftmals Schlaftagebücher eingesetzt, um Faktoren zu identifizieren, die sich ungünstig auf den Schlaf auswirken und gegebenenfalls die Schlafstörung hervorrufen oder aufrechterhalten können. Nach der anamnestischen Phase sollten diese aber nicht mehr geführt werden, auch nicht zur Verlaufsevaluation des Psychotherapieprozesses, da die damit verbundene Aufmerksamkeitslenkung auf die Schlafschwierigkeiten sich zuweilen ungünstig auf deren Rückgang auswirken kann (Krampen 2018).

Auch während einer psychotherapeutischen Behandlung des Zähneknirschens sollte nicht auf das nächtliche Tragen einer Okklusions- bzw. Bissschiene verzichtet werden, zumindest so lange, bis die Symptomatik vollständig abgeklungen ist. Manchmal legen Betroffene sie mit der Begründung ab, sie würde eh nicht gegen das Knirschen helfen, vor allem, wenn sich die Einschätzung durchsetzt, dass der Bruxismus stressbedingt sei. Auch wenn diese Aussage richtig ist, so dient die Schiene nicht der Ursachenbekämpfung, sondern dem Schutz des Zahnschmelzes vor Abrieb. Mittlerweile gibt es sogar schon Bissschienen mit integriertem EMG-Sensor, die sich zur Biofeedbackbehandlung eignen (Bergmann u. a. 2020).

Auch wenn man sie meist mit der Behandlung der umgangssprachlich als Winterblues oder -depression bezeichneten saisonal-affektiven Störung in

Verbindung bringt, so ist die Lumino- oder Lichttherapie ebenfalls eine effiziente nichtmedikamentöse Behandlungsoption bei der Insomnie (van Maanen u. a. 2016). Bei der Lichttherapie werden spezielle Lampen mit einer hohen Beleuchtungsstärke von circa 10.000 Lux (lx) im kühleren Farbtemperaturbereich von ungefähr 5.000 – 6.500 Kelvin (K) eingesetzt, die der Patient für eine bestimmte Zeit tagsüber einschaltet. Damit stoppt er die hell-dunkel-abhängige und müdigkeitsfördernde Umwandlung von 5-HT in Melatonin. Auf diese Weise wird der Schlaf-Wach-Rhythmus optimiert und der nächtliche Schlafdruck erhöht. Gegen Morgenmüdigkeit helfen als besondere Form der Lichttherapie bereits Wecker mit integriertem Sonnenaufgangssimulator. Die Lichttherapie ist aus augenärztlicher Sicht bei Netzhauterkrankungen wie der Makuladegeneration gegenangezeigt, da zu befürchten ist, dass je nach Gerät die eingesetzte Lichtquelle die Retina schädigen kann. In dem Zusammenhang sei auch bemerkt, dass es wichtig ist, abends den Blaulichtfilter, das heißt den Nachtmodus, für die Betrachtung von Bildschirmen einzustellen, da vor allem das Licht des blauen Wellenspektrums das Einschlafhormon Melatonin hemmt (Tähkämö u. a. 2019). Aus psychiatrischer Sicht ist bei Hypomanierisiko Vorsicht geboten. Eine Lichttherapie bei Personen mit einer zyklothymen bzw. Bipolaren Störung darf ausschließlich unter medizinischer Aufsicht angewandt werden.

Abschließend sei bemerkt, dass bei dem sogenannten Restless-Legs-Syndrom, einem vornehmlich bei Ruhe und somit auch während des Schlafes auftretenden und von Missempfindungen begleiteten Bewegungsdrang in den Beinen, mentale Entspannungsverfahren nicht nur wenig hilfreich, sondern kontraindiziert sind, da sie die Symptomatik eher verschlimmern. Ausgenommen hiervon ist die Hypnotherapie, bei der es einige Hinweise auf eine positive Nutzungsmöglichkeit gibt, indem man die störenden Beinbewegungen in der Trance positiv umdeutet und suggeriert, sie entsprächen etwa Laufbewegungen beim Joggen am Strand (Schlarb 2016).

# Eine Traumreise zum (Augen-)Schluss

Zum Schluss und als Ausklang möchten wir Ihnen gern eine kurze Fantasiereise mit auf den Weg geben, die ergänzend zum vorangehenden Kapitel als Einschlafhilfe gedacht ist. Es gibt, wie wir gesehen haben, viele Entspannungsgeschichten für Kinder. Diese hier richtet sich aber ganz explizit an Erwachsene nach dem Zubettgehen. Wenn Sie sie jemandem vorlesen wollen, lassen Sie sich bei den markierten Pausen (…) ein paar Sekunden Zeit.

Wie zu Beginn des Buches widmen wir uns auch zu guter Letzt nochmals den Mythen der Antike und steigen dabei in das Reich der griechischen Legenden um den bereits besagten Hypnos, den Gott des Schlafes, ein.

Hypnos weilte genau wie sein Bruder Thanatos in der Unterwelt, genauer gesagt im Tempel der Nacht, dem Orte ihrer Mutter Nyx. Dieser lag immer in der Dämmerung und wurde von den Göttinnen der Muße und der Ruhe bewacht. Anders als sein Bruder, der sich um die Fragen und den Wandel von Leben und Tod kümmerte, bescherte Hypnos den Menschen hier unten auf der Erde Rast und Ruh. Abbilder von ihm zeigen ihn deshalb oft mit einem Flügel am Kopf, der bis zum Ansatz der Schläfe reichte und mit dem er den tiefsten Schlaf sanft herbeiwedeln konnte ...

Unter dem Tempel der Nacht befand sich eine kleine Höhle, eine Grotte, welche von Lethe, dem Fluss des Vergessens durchflossen wurde. In diese zog sich Hypnos immer gerne zum Ausruhen und für seine eigene Bettruhe zurück. Um die Grotte zu erreichen, stieg er eine wendelartige Treppe hinunter, die vom Tempel ausging und an der Felswand entlang bis zum Eingang der Höhle führte. Er ging dabei sehr bedacht und achtete auf jeden seiner Schritte, die ihn näher, immer näher an seinen Ruheort brachten ... Schritt für Schritt stieg er tiefer und tiefer hinab ...

Vor dem Eingang zur Grotte wuchs an einigen Stellen Schlafmohn in seiner ganzen Pracht, den Hypnos wegen seiner einschläfernden Wirkung sehr zu schätzen wusste. Hypnos löschte seine Fackel, indem er sie in den Fluss der Vergessenheit tauchte, bis sie ganz erlosch. In die Grotte selbst drangen der Überlieferung nach weder Licht noch Laute. Hypnos legte seine Sandalen am Ufer des Flusses ab und watete bis zur anderen Seite, wobei er seine Gedanken an den vergangenen sowie den kommenden Tag für die Dauer der Nacht an Lethe abgab. Welle für Welle verschwand in ihr der Fluss der Gedanken ...

Dann stieg er in sein Bett, ein Himmelbett, gezimmert aus feinstem Ebenholz, ganz schwarz wie die Farbe der Nacht. Er legte sich nieder unter seine Decke, die ihn federleicht, wie eine Wolke sanft umhüllte ...

Dem Schlafe schon ganz, ganz nah dachte er noch einen Moment an seine Kinder, denen es von Zeit zu Zeit gefiel, in der Grotte zu spielen. Morpheus und Phantasos gaben, wie ihre Namen anmuten, seinen Träumen Gestalt und Fantasie. Damit zähmten sie auch ihren Bruder Phobetor und dessen alberne Träume ...[20] Zeit zum Schlafen nun auch für sie und Sie ...

20 Nur für den Fall, dass Albträume Sie plagen. Der Begriff der Phobie geht auf Phobetor zurück.

# Deutschsprachige Fachleute für Entspannung & Co

## Entspannungsverfahren und Achtsamkeit

Deutsche Gesellschaft für Entspannungsverfahren e. V.
https://www.dg-e.de

MBSR-MBCT Verband e. V.
https://www.mbsr-verband.de

MBSR-MBCT Vereinigung Österreich
https://mbsr-mbct.at

MBSR-Verband Schweiz
https://www.mindfulness.swiss

## Hypnose und Hypnotherapie

Deutsche Gesellschaft für Hypnose und Hypnotherapie e. V.
https://dgh-hypnose.de

Österreichische Gesellschaft für medizinische Hypnose
https://www.oegzh.at/

Gesellschaft für klinische Hypnose und Hypnotherapie Schweiz
https://www.hypnose.ch

Milton Erickson Gesellschaft für Klinische Hypnose e. V.
https://www.meg-hypnose.de

Milton Erickson Gesellschaft Österreich
https://www.meg-oesterreich.at

Milton Erickson Institut Schweiz
https://www.milton-erickson-institut-schweiz.ch

Institut Milton H. Erickson Luxembourg
https://www.imhel.lu

## Bio- und Neurofeedback

Deutsche Gesellschaft für Biofeedback e. V.
https://dgbfb.de

Österreichische Gesellschaft für Biofeedback und Psychophysiologie
https://www.austria-biofeedback.at

Neurofeedback und Biofeedback Organisation Schweiz
https://www.neurofeedbackorg.ch

## Yoga

Berufsverband der Yogalehrenden in Deutschland e. V.
https://www.yoga.de

Berufsverband der Yogalehrenden in Österreich
https://www.yoga.at

Schweizer Yogaverband
https://www.swissyoga.ch

# Literatur


Appel, K.; Rose, T.; Fiebich, B.; Kammler, T.; Hoffmann, C.; Weiss, G. (2011): Modulation of the γ-aminobutyric acid (GABA) system by Passiflora incarnata L. Phytotherapy Research, 25 (6), 838–843.

Arns, M.; Batail, J.-M.; Bioulac, S.; Congedo, M.; Daudet, C.; Drapier, D. u. a. (2017): Neurofeedback: One of today's techniques in psychiatry? Encephale, 43, 135–145.

Arp, S. (2022): Weniger ist mehr – Sanfte Entspannungstherapie in der neuropsychologischen Psychotherapie. Entspannungsverfahren, 39, 50–56.

Bach, D.; Groesbeck, G.; Stapleton, P.; Sims, R.; Blickheuser, K. (2019): Clinical EFT (Emotional Freedom Techniques) improves multiple physiological markers of health. Journal of evidence-based integrative medicine, 24, 1–12.

Barratt, E., Davis, N. (2015): Autonomous Sensory Meridian Response (ASMR): A flow-like mental state. PeerJ, e851. doi: 10.7717/peerj.851

Belchamber, C. (2021): Payne's Handbook of Relaxation Techniques. A Practical Guide for the Health Care Professional (5th ed.). Amsterdam: Elsevier.

Bergmann, A.; Edelhoff, D.; Schubert, O.; Erdelt, K.-J.; Pho Duc, J.-M. (2020): Effect of treatment with a full-occlusion biofeedback splint on sleep bruxism and TMD pain: a randomized controlled clinical trial. Clinical Oral Investigations, 24, 4005–4018.

Bernstein, D. A.; Borkovec, T. D. (1975): Entspannungstraining. Handbuch der Progressiven Muskelentspannung nach Jacobson. Stuttgart: Klett-Cotta.

Bernstein, D. A.; Borkovec, T. D.; Hazlett-Stevens, H. (2000): New directions in progressive relaxation training. Westport, CT: Praeger.

Birbaumer, S.; Schmidt, R.F. (2018): Biologische Psychologie. 7. Aufl. Berlin: Springer.

Bø, K. (2012): Pelvic floor muscle training in treatment of female stress urinary incontinence, pelvic organ prolapse and sexual dysfunction. World Journal of Urology, 30 (4), 437–43.

Bohne, M. (2019): Klopfen mit PEP. Prozess- und embodimentfokussierte Psychologie in Therapie und Coaching. Heidelberg: Carl-Auer Verlag.

Bohne, M. (2021): Psychotherapie und Coaching mit PEP. Prozess- und embodimentfokussierte Psychologie in der Praxis. Heidelberg: Carl-Auer Verlag.

Bongartz, W.; Bongartz, B. (2000): Hypnosetherapie. 2., korr. Aufl. Göttingen: Hogrefe.

Brattström, A. (2007): Scientific evidence for a fixed extract combination (Ze 91019) from valerian and hops traditionally used as a sleep-inducing aid. Wiener Medizinische Wochenschrift, 157 (13 – 14), 367 – 370.

Brenner, H. (1999): Autogenes Training Oberstufe, Wege in die Meditation. Stuttgart: TRIAS.

Brenner, H. (2002): Progressives Entspannungstraining. Praxis der Tiefmuskelentspannung. Lengerich: Pabst Science.

Brenner, H. (2004): Autogenes Training. Der Weg zur inneren Ruhe. 2. Aufl. Lengerich: Pabst Science.

Brenner, H. (2010): Meditation: Die wichtigsten Ziele, Methoden und Übungen. Lengerich: Pabst Science.

Burkhard, P.; Revenstorf, D. (2009): Kontraindikationen, Bühnenhypnose und Willenlosigkeit. In: P. Revenstorf (Hg.): Hypnose in Psychotherapie, Psychosomatik und Medizin, S. 129 – 146. Berlin, Heidelberg: Springer.

Butler, O.; Herr, K.; Willmund, G.; Gallinat, J.; Kühn, S.; Zimmermann, P. (2020): Trauma, treatment and Tetris: video gaming increases hippocampal volume in male patients with combat-related posttraumatic stress disorder. Journal of Psychiatry & Neuroscience, 45 (4), 279 – 287.

Calbring, P.; Andersson, G.; Cuijpers, P. u. a. (2018). Internet-based vs. face-to-face cognitive behavior therapy for psychiatric and somatic disorders: an updated systematic review and meta-analysis. Cognitive Behavioral Therapy, 47 (1), 1 – 18.

Carlson, L. E.; Toivonen, K.; Flynn, M.; Deleemans, J.; Piedalue, K.-A.; Tolsdorf, E.; Subnis, U. (2018): The role of hypnosis in cancer care. Current Oncology Reports, 20 (12), 93.

Carrington, P. (1997): Das große Buch der Meditation. München: O. W. Barth.

Chadwick, P. (2019): Mindfulness for psychosis: a humanising therapeutic process. Current Opinion in Psychology, 28, 317 – 320.

Chao-Fernández, R.; Gisbert-Caudeli, V.; Vázquez-Sánchez, R. (2020): Emotional training and modification of disruptive behaviors through computer-game-based music therapy in secondary education. Applied Sciences, 10 (5), 1796. doi: 10.3390/app10051796

Church, D. (2013): Clinical EFT (Emotional Freedom Techniques) as single session therapy: Cases, research, indications, and cautions. In: M. Hoyt, & M. Tamon, Capturing the moment: Single session therapy and walk-in service. Bethel: Crown House.

Cloos, J. M.; Bocquet, V.; Rolland-Portal, I.; Koch, P.; Chouinard, G. (2015): Hypnotics and triazolobenzodiazepines-best predictors of high-dose benzodiazepine use: results from the Luxembourg National Health Insurance Registry. Psychotherapy and psychosomatics, 84 (5), 273 – 283.

Coulon, S.; Monroe, C.; West, D. (2016): A Systematic, Multi-domain Review of Mobile Smartphone Apps for Evidence-Based Stress Management. American Journal of Preventive Medicine. American Journal of Preventive Medicine. doi: 10.1016/j.amepre.2016.01.026

Cramer, H.; Quinker, D.; Schumann, D.; Wardle, J.; Dobos, G.; Lauche, R. (2019): Adverse effects of yoga: a national cross-sectional survey. BMC Complementary and Alternative Medicine, 19, 190.

Csikszentmihalyi, M. (1990): Flow: the psychology of optimal experience. New York, NY: Harper & Row.

Dech, M.; Klawohn, J.; Romanczuk-Seiferth, N. (2022): Das Beste aus zwei Welten: Eine systematische Übersicht zu Faktoren der Implementierung einer »Blended Therapy« (Gemischte Therapie) in der Psychotherapeutischen Routineversorgung. doi: 10.1159/000524332

Derra, C. (2010 a): Stress lass nach. Autogenes Training für Einsteiger [Audio CD]. Stuttgart: TRIAS.

Derra, C. (2010 b): Ziele erreichen. Autogenes Training für Könner [Audio CD]. Stuttgart: TRIAS.

Derra, C. (2014): Autogenes Training & Progressive Relaxation – Doppelt stark gegen Stress [Audio CD]. Stuttgart: TRIAS.

Derra, C. (2016): Achtsamkeit. Die Rosinenmethode. Die besten Übungen für den Alltag [Hörbuch]. Stuttgart: TRIAS.

Derra, C. (2017): Progressive Relaxation. Neurobiologische Grundlagen und Praxiswissen für Ärzte und Psychologen. Berlin: Springer.

Derra, C. (2021): Körperorientierte Entspannungstechniken. Stuttgart: Kohlhammer.

Diehl, B. (1987): Autogenes Training und gestufte Aktivhypnose. Psychophysiologische Aspekte. Ein Leitfaden für Ärzte, Zahnärzte und Psychologen. Berlin: Springer.

Dincer, B.; Inangli, D. (2021): The effect of Emotional Freedom Techniques on nurses' stress, anxiety and burn-out levels during the COVID-19 pandemic: A randomized controlled trial. Explore, 17 (2), 109 – 114.

Donelli, D.; Antonelli, M.; Bellinazzi, C.; Gensini, G. F.; Firenzuoli, F. (2019): Effects of lavender on anxiety: A systematic review and meta-analysis. Phytomedicine, 65, 153099.

Ehlis, A.; Schneider, S.; Dresler, T. u. a. (2014): Appliation of functional near-infrared spectroscopy in psychiatry. Neuroimage, 85, 478 – 488.

Emmelkamp, P.; Meyerbröker, K. (2021): Virtual reality therapy in mental health. Annual Review of Clinical Psychology, 17, 495 – 519.

Farias, M.; Maraldi, E.; Wallenkampf, K. C.; Lucchetti, G. (2020): Adverse events in meditation practices and meditation-based therapies: a systematic review. Acta Psychiatrica Scandinavica, 142 (5), 374 – 393.

Fernández-Aranda, F.; Jiménez-Murcia, S.; Santamaría, J.; Gunnard, K.; Soto, A.; Kalapanidas, E.; Lam, T. L.-A. u. a. (2012): Video games as a complementary therapy tool in mental disorders: PlayMancer, a European multicentre study. J Ment Health, 21 (4), 364 – 374. doi: 10.3109/09638237.2012.664302

Fox, K. C.; Nijeboer, S.; Dixon, M. L.; Floman, J. L.; Ellamil, M.; Rumak, S. P.; Sedlmaier, P.; Christoff, K. (2014): Is meditation associated with altered brain structure? A systematic review and meta-analysis of morphometric neuroimaging in meditation practitioners. Neuroscience & Biobehavioral Reviews, 43, 48 – 73.

Fredborg, B.; Champagne-Jorgensen, K.; Desroches, A.; Smith, S. (2021): An electroencephalographic examination of the autonomous sensory meridian response (ASMR). Conscious Cogn., 87, 103053. doi: 10.1016/j.concog.2020.103053

Fry, S. (2018): Heroes (Volume II of Mythos). London: Penguin.

Gál, E.; Stefan, S.; Cristea, I. (2021): The efficacy of mindfulness meditation apps in enhancing users' well-being and mental health related outcomes: a meta-analysis of randomized controlled trials. Journal of Affective Disorders, 279, 131 – 142. doi: 10.1016/j.jad.2020.09.134

Gao, Z.; Lee, J. E.; McDonough, D. J.; Albers, C. (2020): Virtual Reality Exercise as a Coping Strategy for Health and Wellness Promotion in Older Adults during the COVID-19 Pandemic. J. Clin. Med., 9 (6), 1986. doi: 10.3390/jcm9061986

Garland, A. F.; Jenveja, A. K.; Patterson, J. E. (2021): Psyberguide: A useful resource for mental health apps in primary care and beyond. Fam Syst Health, 39 (1), 155 – 157. doi: 10.1037/fsh0000587

Garrido-Ardila, E.; Santos-Domínguez, M.; Rodríguez-Mansilla, J.; Torres-Piles, S.; Rodríguez-Domínguez, M.; González-Sánchez, B.; Jiménez-Palomares, M. (2022): A Systematic Review of the Effectiveness of Virtual Reality-Based Interventions on Pain and Range of Joint Movement Associated with Burn Injuries. Journal of Personalized Medicine, 12 (8), 1269. doi: 10.3390/jpm12081269

Glazener, C. M.; Evans, J. H.; Peto, R. E. (2005): Alarm interventions for nocturnal enuresis in children. Cochrane Database of Systematic Reviews, 18 (2), CD002911.

Gramann, K.; Schandry, R. (2009): Psychophysiologie: Körperliche Indikatoren psychischen Geschehens. Weinheim: Beltz.

Gräßer, M.; Hovermann, E. J.; Botved, A. (2017): Rating-Skalen für die Kinder- und Jugendlichenpsychotherapie. 26 Skalen für Therapie und Beratung. Weinheim: Beltz.

Grawe, K.; Donati, R.; Bernauer, F. (1994): Psychotherapie im Wandel – von der Konfession zur Profession. Göttingen: Hogrefe.

Grunwald, M.; Weiss, T.; Mueller, S.; Rall, L. (2014): EEG changes caused by spontaneous facial self-touch may represent emotion regulating processes and working memory maintenance. Brain Res., 1557 (4), 111–126.

Halsband, U. (2009): Neurobiologie der Hypnose. In: P. Revenstorf (Hg.), Hypnose in Psychotherapie, Psychosomatik und Medizin, 809–819. Berlin: Springer.

Hartmann-Strauss, S. (2020): Entspannungstherapie. Praxishandbuch für Kursleitung und Psychotherapie. Berlin: Springer.

Haus, K.-M.; Held, C.; Kowalski, A.; Krombholz, A.; Nowak, M.; Schneider, E.; Strauß, G.; Wiedemann, M. (2020): Praxisbuch Biofeedback und Neurofeedback. 3. Aufl. Berlin: Springer.

Häuser, W.; Hagl, M.; Schmierer, A.; Hansen, E. (2016): The efficacy, safety and applications of medical hypnosis – a systematic review of meta-analyses. Deutsches Ärzteblatt, 113 (17), 289–296.

Heber, E.; Ebert, D.; Lehr, D.; Cuijpers, P.; Berking, M.; Nobis, S.; Riper, H. (2017): The Benefit of Web- and Computer-Based Interventions for Stress: A Systematic Review and Meta-Analysis. Journal of Medical Internet Research, 19 (2), e32. doi: 10.2196/jmir.5774

Heide, F. J.; Borkovec, T. D. (1983): Relaxation-induced anxiety: Paradoxical anxiety enhancement due to relaxation training. Journal of Consulting and Clinical Psychology, 51 (2), 171–182.

Helgason, C.; Sarris, J. (2013): Mind-body medicine for schizophrenia and psychotic disorders: a review of the evidence. Clinical Schizophrenia & Related Psychoses, 7 (3), 138–148.

Herbert, B.; Pollatos, O. (2012): The body in the mind: on the relationship between interoception and embodiment. Top Cogn Sci, 4 (4), 692–704.

Herkt, D.; Tumani, V.; Groen, G.; Kammer, T.; Hofmann, A.; Abler, B. (2014). Facilitating access to emotions: Neural signature of EMDR stimulation. PLoS ONE, 9 (8), 1–8.

Hirsch, R. D.; Hespos, M. (2000): Autogenes Training bis ins hohe Alter (Reinhardts Gerontologische Reihe, Bd. 9). Basel: E. Reinhardt.

Hoffmann, B. (2017): Handbuch Autogenes Training. Kernverfahren der autogenen Therapie. Grundlagen, Technik, Anwendung, 20. Aufl. München: dtv.

Hoffmann, M. (2020): Hypnose 2.0. Vom Erschaffen neuer Wirklichkeitsräume und der Immersion in virtuelle Welten. Angewandte Forschung, 6, 16–21.

Hoffmann, M.; Michaux, G. (2018): Grenzenlos emotional. Von impulsiv bis Borderline. Köln: Psychiatrie Verlag.

Hoffmann, M.; Freudenberg, E.; Michaux, G.; Gottschling, S. (2013): »Doch nicht unser Kind …« Unterstützung für Eltern krebskranker Kinder. Stuttgart: Schattauer.

Holmes, E.; James, E.; Coode-Bate, T.; Deeprose, C. (2009): Can Playing the Computer Game »Tetris« Reduce the Build-Up of Flashbacks for Trauma? A Proposal from Cognitive Science. PloS one, e4153. doi: 10.1371/journal.pone.0004153

Husmann, B. (2015): Licht und Schatten im Wirken von Johannes Heinrich Schultz. Übersicht und Gesamtbibliografie – ein Beitrag zur Geschichte im deutschsprachigen Raum. Entspannungsverfahren, 32, 8–99.

Husmann, B.; Michaux, G.; Krampen, G.; Weiser, R.; Harbeke, C.; Hammer, B. (2014): Praxisempfehlungen zur Diagnose, Behandlung und Prävention bei Burn-out (Kurzfassung). Entspannungsverfahren, 31, 97–103.

Ikemata, S.; Momose, Y. (2017): Effects of a progressive muscle relaxation intervention on dementia symptoms, activities of daily living, and immune function in group home residents with dementia in Japan. Japan Journal of Nursing Science, 14 (2), 135–145.

Jacobson, E. (1938): Progressive Relaxation. Chicago, IL: University of Chicago.

Jacobson, E. (2011): Tension control for businessmen. Mansfield Centre, CT: Martino Publishing.

Janda, K.; Wojtkowska, K.; Jakubczyk, K.; Antoniewicz, J.; Skonieczna-Żydecka, K. (2020): Passiflora incarnata in Neuropsychiatric Disorders – A Systematic Review. Nutrients. 12 (12), 3894.

Jungnitsch, G. (1994): Rheumatische Erkrankungen. In: F. Petermann, & D. Vaitl (Hg.), Handbuch der Entspannungsverfahren (Bd. 2: Anwendungen). Weinheim: Beltz PVU.

Kaiser-Rekkas, A. (2016): Klinische Hypnose und Hypnotherapie. Heidelberg: Carl-Auer.

Kakar, S. (1984): Schamanen, Heilige und Ärzte – Psychotherapie und traditionelle indische Heilkunst. München: Biederstein.

Kakiashvili, T.; Leszek, J.; Rutkowski, K. (2013): The medical perspective on Burn-out. International Journal of Occupational Medicine and Environmental Health, 26 (3), 401–412.

Kato, P.; Cole, S.; Bradlyn, A.; Pollock, B. (2008). A Video Game Improves Behavioral Outcomes in Adolescents and Young Adults With Cancer: A Randomized Trial. Pediatrics. Pediatrics, 122, e305 – e317.

Kessler, H.; Holmes, E.; Blackwell, S.; Schmidt, A.; Schweer, J.; Bücker, A.; Kehyayan, A. u. a. (2018): Reducing intrusive memories of trauma using a visuospatial interference intervention with inpatients with posttraumatic stress disorder (PTSD). J Consult Clin Psychol, 1076-1090. doi: 10.1037/ccp0000340

Kossak, H. C. (2013): Hypnose. Lehrbuch für Psychotherapeuten und Ärzte, 5. Aufl. Weinheim: Beltz PVU.

Kraft, H. (2004): Autogenes Training. Handbuch für die Praxis. Köln: Deutscher Ärzte-Verlag.

Krampen, G. (1992): Effekte der Grundübungen des autogenen Trainings im schulischen Anwendungskontext. Psychologie in Erziehung und Unterricht, 39, 33 – 41.

Krampen, G. (2004): Differentielle Indikation von Autogenem Training und Progressiver Relaxation. Entspannungsverfahren, 21, 6 – 27.

Krampen, G. (2006): ASS-SYM. Änderungssensitive Symptomliste zu Entspannungserleben, Wohlbefinden, Beschwerden- und Problembelastungen. Göttingen: Hogrefe.

Krampen, G. (2012 a): Progressive Relaxation. Ein alltagsnahes Übungsprogramm. Göttingen: Hogrefe.

Krampen, G. (2012 b): Autogenes Training. Ein alltagnahes Übungsprogramm zum Erlernen der AT-Grundstufe. Göttingen: Hogrefe.

Krampen, G. (2013): Entspannungsverfahren in Therapie und Prävention. 3., überarb. u. erw. Aufl. Göttingen: Hogrefe.

Krampen, G. (2018): Autogenes Training und Progressive Relaxation plus Psychoedukation bei Schlafstörungen und -problemen. Entspannungsverfahren, 35, 21 – 32.

Krampen, G. (2019): Differentielle Indikation von Entspannungsmethoden in klinischen und präventiven Kontexten. Entspannungsverfahren, 36, 53 – 79.

Kropp, P.; Meyer, T.; Fritsche, G.; Niederberger, U.; Förderreuther, S.; Malzacher, V.; Straube, A. (2016): Entspannungsverfahren und verhaltenstherapeutische Interventionen zur Behandlung der Migräne. Nervenheilkunde, 7 – 8, 502 – 515.

Krueger, J. M.; Frank, M. G.; Wisor, J. P.; Roy, S. (2016): Sleep function: Toward elucidating an enigma. Sleep Medicine Reviews, 28, 46 – 54.

Kruse, W. (1992): Einführung in das Autogene Training mit Kindern, 2., überarb. Aufl. Köln: Deutscher Ärzte-Verlag.

Lecomte, T.; Potvin, S.; Corbière, M.; Guay, S.; Samson, C.; Cloutier, B.; Khazaal, Y. u. a. (2020). Mobile Apps for Mental Health Issues: Meta-Review of Meta-Analyses. JMIR Mhealth Uhealth, 8 (5), e17458. doi: 10.2196/17458

Lehrer, P. M. (2013): How does heart rate variability biofeedback work? Resonance, the baroreflex, and other mechanisms. Biofeedback, 41, 26 – 31.

Lehrer, P.; Batey, D.; Woolfolk, R.; Remde, A.; Garlick, T. (1988): The Effect of Repeated Tense-Release Sequences on EMG and Self-Report of Muscle Tension: An Evaluation of Jacobsonian and Post-Jacobsonian Assumptions About Progressive Relaxation. Psychophysiology, 25 (5), 562 – 569.

Lindner, P.; Miloff, A.; Hamilton, W.; Reuterskiöld, L.; Andersson, G.; Powers, M.; Carlbring, P. (2017): Creating state of the art, next-generation Virtual Reality exposure therapies for anxiety disorders using consumer hardware platforms: design considerations and future directions. Cognit Behav Ther, 46, 404 – 420.

Lochte, B.; Guillory, S.; Richard, C.; Kelley, W. (2018): An fMRI investigation of the neural correlates underlying the autonomous sensory meridian response (ASMR). Bioimpacts, 8 (4), 295 – 304. doi: 10.15171/bi.2018.32

Loew, T. H.; Hansen, E.; Stephan, S.; Hinterberger, T.; Bohne, M. (2017). PEP - eine Notfall-Klopftechnik verstehen. Psychodynamische Psychotherapie, 3, 133 – 138.

López, V.; Nielsen, B.; Solas, M.; Ramírez, M. J.; Jäger, A. K. (2017): Exploring Pharmacological Mechanisms of Lavender (Lavandula angustifolia) Essential Oil on Central Nervous System Targets. Frontiers in Pharmacology, 8, 280.

Malach-Pines, A. (2005): The Burn-out Measure, Short Version. International Journal of Stress Management, 12 (1), 78 – 88.

Manzoni, G. M.; Pagnini, F.; Castelnuovo, G.; Molinari, E. (2008): Relaxation training for anxiety: a ten-years systematic review with meta-analysis. BMC Psychiatry, 8, 41.

Martin, A.; Rief, W. (2009): Wie wirksam ist Biofeedback? Bern: Huber.

Meiss, O. (2009): Kontext und Wirkung von Suggestionen. In: P. Revenstorf (Hg.), Hypnose in Psychotherapie, Psychosomatik und Medizin, S. 93 – 103. Berlin: Springer.

Michalak, J.; Rohde, K.; Troje, N. (2014). How we walk affects what we remember: gait modifications through biofeedback change negative affective memory bias. J Behav Ther Exp Psychiatry, 46, 121 – 125.

Michaux, G. (2008): Entspannungsverfahren bei onkologischen Erkrankungen. In: M. Hoffmann, & D. Ferring (Hg.), Psychoonkologie in Luxemburg: Forschungsstand und Forschungsperspektiven, S. 37 – 48. Luxemburg: Universität Luxemburg.

Michaux, G. (2021): Sophrologie et méditation. In: B. Etchelecou (Éd.), Grand Manuel de Sophrologie, 2e éd. Malakoff: Dunod.

Michaux, G. (2022): Körper in Trance. Dynamische Relaxation, Aktive Tonusregulation und psychomotorisches Autogenes Training. Heidelberg: Carl-Auer.

Michaux, G.; Schauls, T.; Casali, L.; Hoffmann, M.; Beckius, D.; Pisani, M.; Kowalski, A. (2017): Zur Steigerung des Entspannungserlebens und der Aufmerksamkeitsleistung: Eine vergleichende Pilotstudie zur differentiellen Effektivität eines mobilen Alpha-Frequenzband-Trainings. Entspannungsverfahren, 34, 12–23.

Mikolasek, M.; Berg, J.; Witt, C.; Barth, J. (2018). Effectiveness of Mindfulness- and Relaxation-Based eHealth Interventions for Patients with Medical Conditions: a Systematic Review and Synthesis. Int. J. Behav. Med., 25, 1–16. doi: 10.1007/s12529-017-9679-7

Millet, D. (2001). Hans Berger: From psychic energy to the EEG. Perspectives in Biology and Medicine, 44 (4), 522–542.

Mitchell, L. (1988): Simple relaxation. The Mitchell method of physiological relaxation for easing tension. London: John Murray.

Naeher-Zeiffer, A.; Naeher-Zeiffer, J. (2014): Progressive Muskel-Entspannung. Für Anwender und Anleiter: Die Originalmethode von Edmund Jacobson zum Lehren, Lernen und Üben. Berlin: Springer.

Neblett, R. (2016): Surface Electromyographic (SEMG) Biofeedback for Chronic Low Back Pain. Healthcare, 4 (2), 27.

Nelms, J. A.; Castel, L. (2016): A systematic review and meta-analysis of randomized und nonrandomized trials of Clinical Emotional Freedom Techniques (EFT) for the treatment of depression. Explore, 12, 416–426.

Nunes, J. P.; Schoenfeld, B.; Nakamura, M.; Ribeiro, A.; Cunha, P.; Cyrino, E. (2020): Does stretch training induce muscle hypertrophy in humans? A review of the literature. Clinical Physiology and Functional Imaging, 40 (3), 148–156.

Ohm, D. (2000): Progressive Relaxation für Kids. Stuttgart: TRIAS.

Ohm, D. (2017a): Entspannung für Kinder. Ausgeglichen und konzentriert mit Yoga, PR, AT & Traumreisen. Stuttgart: TRIAS.

Ohm, D. (2017b): Stressfrei durch Progressive Relaxation. Mehr Gelassenheit durch Tiefenmuskelentspannung nach Jacobson. Stuttgart: TRIAS.

Ohm, D.; Mittag, O. (2000): Progressive Relaxation bei älteren Menschen. In: R. D. Hirsch (Hg.), Autogenes Training bis ins hohe Alter. Basel: E. Reinhardt.

Öst, L.-G. (1987): Applied relaxation: description of a coping technique and review of controlled studies. Behavior Research and Therapy, 25 (5), 397–409.

Pallavicini, F.; Pepe, A. (2020). Virtual reality games and the role of body involvement in enhancing positive emotions and decreasing anxiety: within-subjects pilot study. JMIR Serious Games, 8 (2), e15635. doi: 10.2196/15635

Pascoe, M. C.; Thompson, D. R.; Ski, C. F. (2017): Yoga, mindfulness-based stress reduction and stress-related physiological measures: A meta-analysis. Psychoneuroendocrinology, 86, 152–168.

Pascoe, M. C.; Thompson, D. R.; Jenkins, Z. M.; Ski, C. F. (2017): Mindfulness mediates the physiological markers of stress: Systematic review and meta-analysis. Journal of Psychiatric Research, 95, 156–178.

Pelekasis, P.; Matsouka, I.; Koumarianou, A. (2017): Progressive muscle relaxation as a supportive intervention for cancer patients undergoing chemotherapy: A systematic review. Palliative & Supportive Care, 15 (4), 465–473.

Petermann, U. (2007): Die Kapitän-Nemo-Geschichten. Geschichten gegen Angst und Stress [2 Audio CDs]. Göttingen: Hogrefe.

Petermann, F. (2020): (Hg): Entspannungsverfahren. Praxishandbuch. 6., überarbeitete Aufl. Weinheim: Beltz.

Petermann, U. (2021 a): Entspannungstechniken für Kinder und Jugendliche. Ein Praxisbuch. 9., akt. u. erw. Aufl. Weinheim: Beltz.

Petermann, U. (2021 b): Die Kapitän-Nemo-Geschichten. Geschichten gegen Angst und Stress. 21., akt. u. erg. Aufl. Göttingen: Hogrefe.

Peters, U. H. (2017): Lexikon Psychiatrie, Psychotherapie, Medizinische Psychologie. München: Elsevier.

Rauscher, M. (2016): Hypnose wirkt! Von Raucherentwöhnung bis zum Zahnarztbesuch – Techniken – Selbsthypnose. Berlin: Springer.

Reeker-Lange, C.; Aden, P.; Seyffert, S. (2010): Handbuch der Progressiven Muskelentspannung für Kinder. Stuttgart: Klett-Cotta.

Revenstorf, D. (2008): Hypnotherapie bei körperlichen Symptomen. Psychotherapie im Dialog, 9 (3), 1–8.

Revenstorf, D.; Burkhard, P.; Rasch, B. (Hg.) (2022): Hypnose in Psychotherapie, Psychosomatik und Medizin. Manual für die Praxis. 4. Aufl. Berlin: Springer.

Rief, W.; Birnbaumer, N. (2011): Biofeedback: Grundlagen, Indikationen, Kommunikation und Vorgehen. Stuttgart: Schattauer.

Riva, G.; Wiederhold, B. (2020): How Cyberpsychology and Virtual Reality Can Help Us to Overcome the Psychological Burden of Coronavirus. Cyberpsychol. Behav. Soc. Netw, 5, 227–229.

Sakurai, N.; Ohno, K.; Kasai, S.; Nagasaka, K.; Onishi, H.; Kodama, N. (2021): Induction of Relaxation by Autonomous Sensory Meridian Response. Frontiers in Behavioral Neuroscience, 30 (15), 761621.

Salt, V.L.; Kerr, K.M. (1997): Mitchell's simple physiological relaxation and Jacobson's progressive relaxation techniques: A comparison. Physiotherapy, 83 (4), 200–207.

Scarlet, J. (2021): Superhero therapy for anxiety and trauma. A professional guide with ACT and CBT-based activities and worksheets for all ages. Philadelphia, PA: Jessica Kingsley.

Schauls, T.; Casali, L.; Hoffmann, M.; Beckius, D.; Pisani, M.; Kowalski, A.; Michaux, G. (2017): Vergleichende Pilotstudie zur differentiellen Effektivität eines mobilen Alpha-Frequenzband-Trainings in Bezug auf die Steigerung des Entspannungserlebensund der Aufmerksamkeitsleistung. Entspannungsverfahren, 34, 12–23.

Schlarb, A.A. (2016): JuSt – Therapeutenmanual. Das Training für Jugendliche ab 11 Jahren mit Schlafstörungen. Stuttgart: Kohlhammer.

Schlosser, M.; Sparby, T.; Vörös, S.; Jones, R.; Marchant, N.L. (2019): Unpleasant meditation-related experiences in regular meditators: Prevalence, predictors, and conceptual considerations. PLoS ONE, 14 (5), e0216643.

Schmidt, J.; Martin, A. (2017): Herzratenvariabilitäts-Biofeedback in der klinischen Praxis. Grundlagen, Anwendung und Evidenz auf Basis eines systematischen Reviews. Psychotherapeut, 62, 498–506.

Schoneveld, E.; Malmberg, M.; Lichtwarck-Aschoff, A.; Verheijen, G.; Engels, R.; Granic, I. (2016): A neurofeedback video game (MindLight) to prevent anxiety in children: a randomized controlled trial. Comput Hum Behav, 312–333. doi: 10.1016/j.chb.2016.05.005

Schultchen, D.; Terhorst, Y.; Holderied, T.; Sander, L. u.a. (2021): Stay Present with Your Phone: A Systematic Review and Standardized Rating of Mindfulness Apps in European App Stores. Int. J. Behav. Med., 28, 552–560. doi: 10.1007/s12529-020-09944-y

Schultz, I.H. (1932): Das autogene Training. Konzentrative Selbstentspannung. Versuch einer klinisch-praktischen Darstellung. Stuttgart: Thieme.

Schultz, J.H. (2016): Autogenes Training. Das Original-Übungsbuch. 26. Aufl. Stuttgart: TRIAS.

Schwartz, M.S.; Schwartz, N.M.; Monastra, V.J. (2016): Problems associated with relaxation procedures and biofeedback, and guidelines for management. In: M.S. Schwartz & F. Andrasik, Biofeedback. A practitioner's guide, 4th ed., S. 249–259. New York, NY: Guilford Press.

Seo, E.; Kim, S. (2019): Effect of Autogenic Training for Stress Response: A Systematic Review and Meta-Analysis. Journal of Korean Academy of Nursing, 49 (4), 361–374.

Sterman, M. (2000): Basic concepts and clinical findings in the treatment of seizure disorders wit EEG operant conditionig. Clinical Electroencephalography, 31 (1), 45 – 55.

Stetter, F.; Kupper, S. (2002): Autogenic Training: A Meta-Analysis of Clinical Outcome Studies. Applied Psychophysiology and Biofeedback, 27, 45 – 98.

Stokvis, B. (1955): Hypnose in der ärztlichen Praxis. Basel: Karger.

Strehl, U. (2013): Lerntheoretische Grundlagen und Überlegungen zum Neurofeedback. In: U. Strehl, Neurofeedback. Theoretische Grundlagen. Praktisches Vorgehen. Wissenschaftliche Evidenz, S. 13 – 30. Stuttgart: Kohlhammer.

Swingle, P.; Pulos, L.; Swingle, M. (2005): Neurophysiologische Indikatoren für die EFT-Behandlung von posttraumatischem Stress. Feinstoffliche Energien und Energiemedizin, 15 (1), 75 – 86.

Tambunan, M. B.; Suwarni, L.; Setiawati, L.; Mardjan, M. (2022): EFT (Emotional Freedom Technique) as an alternative therapy to reduce anxiety and depression in people wo are positive Covid-19. Psikostudia Jurnal Psikologi, 11 (1), 59 – 68.

Tähkämö, L.; Partonen, T.; Pesonen, A. K. (2019): Systematic review of light exposure impact on human circadian rhythm. Chronobiology International, 36 (2), 151 – 170.

Thompson, M.; Thompson, L. (2007). Neurofeedback fro stress management. In: P. M. Lehrer, R. L. Woolfolk & W. E. Sime, Principles of stress management, S. 249 – 287. London: Guilford.

Tops, M.; Boksem, M. A.; Wijers, A. A.; van Duinen, H.; Den Boer, J. A.; Meijman, T. F.; Korf, J. (2007): The psychobiology of Burn-out: are there two different syndromes? Neuropsychobiology, 55 (3 – 4), 143 – 150.

Van Doren, J.; Arns, M.; Heinrich, H.; Vollebregt, M. A.; Strehl, U.; Loo, S. K. (2019): Sustained effects of neurofeedback in ADHD: a systematic review and meta-analysis. European Child & Adolescent Psychiatry, 28 (3), 293 – 305.

van Maanen, A.; Meijer, A. M.; van der Heijden, K. B.; Oort, F. J. (2016): The effects of light therapy on sleep problems: A systematic review and meta-analysis. Sleep Medicine Reviews, 29, 52 – 62.

Vancampfort, D.; Correll, C. U.; Scheewe, T. W.; Probst, M.; De Herdt, A.; Knapen, J.; De Hert, M. (2012): Progressive muscle relaxation in persons with schizophrenia: a systematic review of randomized controlled trials. Clinical Rehabilitation, 27 (4), 291 – 298.

Vatansever, D.; Wang, S.; Sahakian, B. (2021): Covid-19 and promising solutions to combat symptoms of stress, anxiety and depression. Neuropsychopharmacology, 46 (1), 217 – 218. doi: 10.1038/s41386-020-00791-9

Vaughan-Johnston, T. I.; Jacobson, J. A.; Prosserman, A.; Sanders, E. (2021): Mind-Body Practices and Self-Enhancement: Direct Replications of Gebauer et al.'s (2018) Experiments 1 and 2. Psychological Science, 32 (9), 1510–1521.

Vopel, K. W. (1994): Ausflüge im Lotussitz (Kinder ohne Stress, Bd. 5). Salzhausen: iskopress.

Vopel, K. W. (1997): Bewegung im Schneckentempo (Kinder ohne Stress, Bd. 1). Salzhausen: iskopress.

Vopel, K. W. (2008): Reise mit dem Atem (Kinder ohne Stress, Bd. 3). Salzhausen: iskopress.

Waschulewski-Floruss, H.; Miltner, W.; Haag, G. (2015): Biofeedback. In: M. Linden & M. Hautzinger (Hg.), Verhaltenstherapie. Berlin: Springer.

Wiederhold, B. K. (2020): How Virtual Reality Is Changing the Reality of Aging. Cyberpsychology Behav. Soc. Netw., 23, 141–142. doi: 10.1089/cyber.2020.29176.bkw

Windthorst, P.; Veit, R.; Enck, P.; Smolka, R.; Zipfel, S.; Teufel, M. (2015): Biofeedback und Neurofeedback: Anwendungsmöglichkeiten in Psychosomatik und Psychotherapie. Psychotherapie, Psychosomatik, Medizinische Psychologie, 65, 146–158.

Wittfoth, D.; Beise, J.; Manuel, J.; Bohne, M.; Wittfoth, M. (2022). Bifocal emotion regulation through acupoint tapping in fear of flying. NeuroImage: Clinical, 34, 102996.

Wolpe, J. (1958): Psychotherapy by reciprocal inhibition. Stanford, CA: Stanford University Press.

Wunderli, J. (1985): Schritte nach innen. Östliche Meditation und westliche Mystik. Freiburg: Herder.

Zhou, J. u. a. (2012): Pink noise: effect on complexity synchronization of brain activity and sleep consolidation. Journal of Theoretical Biology, 306, 68–72.

# »Achtsamkeit erleben«: Zielgruppe, Zielsetzung und Materialien

»Achtsamkeit erleben« ist ein strukturiertes Gruppenprogramm. Vorgesehen sind insgesamt 10 Einheiten à 90 Minuten. Da es bei dem Programm eher um einen Einstieg in das Thema »Achtsamkeit« geht, kann der Turnus und die Kursdauer an die Anforderungen der Einrichtung angepasst werden. Zwischen den Einheiten sollte aber nach Möglichkeit nicht mehr als eine Woche vergehen. Eine Pause von 5 – 10 Minuten ist eingerechnet; sie hat auf dem Moderationsplan einen festen Platz, wird in den Beschreibungen der Einheiten aber nicht erwähnt, da die Gruppenleitung die Pause auch an anderer Stelle machen kann.

Die Einheiten sind gleich strukturiert. Je Einheit gibt es eine bestimmte Übung, die insgesamt dreimal durchgeführt wird: zu Beginn, in der Mitte und zum Abschluss der Einheit. Dazwischen werden theoretische Inhalte erarbeitet.

Es gibt insgesamt sechs Themenblöcke:

- Autopilot (Einheit 1 und 2)
- Innerer Beobachter (Einheit 3 und 4)
- Der aktuelle Moment (Einheit 5)
- Erlebnisbereitschaft (Einheit 6 und 7)
- Gefühle erleben (Einheit 8)
- Akzeptanz (Einheit 9)
- Selbstmitgefühl (Einheit 10)

Die Themenblöcke bauen nicht aufeinander auf, sodass ein Einstieg in die laufende Gruppe jederzeit möglich ist. Die Bedeutung von Achtsamkeit sollte dann mit den neuen Teilnehmenden (siehe Arbeitsblatt 4) jeweils kurz besprochen werden. Das kann selbstverständlich während der Einheit erfolgen. Von der Wiederholung profitieren auch die übrigen Teilnehmenden.

Zu jeder Einheit können Sie einen Moderationsplan ausdrucken, auf dem alle Inhalte der jeweiligen Einheit stichwortartig zusammengefasst sind. Dieser strukturiert und erleichtert die Leitung der Gruppe für Sie.

Wie bereits erwähnt ist die Intention von »Achtsamkeit erleben« ein Einstieg in das Thema. Es soll im besten Fall »Lust auf mehr« machen. Es stellt keine therapeutische Intervention dar. Sie hat vielmehr eher edukativen Charakter. Einen ausführlichen Überblick über achtsamkeitsbasierte, therapeutische Interventionen kann das Buch »Die Entdeckung der Achtsamkeit in der Arbeit mit psychisch erkrankten Menschen« (Hammer & Knuf 2013) liefern.

## Zielgruppe

»Achtsamkeit erleben« ist diagnosenübergreifend einsetzbar. Es soll den Teilnehmenden unabhängig von ihren psychischen Fähigkeiten und Einschränkungen einen Einblick in das Thema Achtsamkeit geben. Das macht den Einsatz in verschiedensten Einrichtungen möglich.

Die Teilnehmenden sollten lesen und schreiben können und in der Lage sein, an einer etwa 90-minütigen Gruppensitzung inklusive Pause teilzunehmen. Bei der Gestaltung der Einheiten wurde auf Abwechslung geachtet. Die Teilnehmenden werden aktiv in die Erarbeitung der Themen einbezogen. Längere Monologe der Gruppenleitung sind nicht vorgesehen.

Das Programm wurde für die Nutzung in einer rehabilitativen Einrichtung für Menschen mit psychischen Erkrankungen entwickelt. Eingesetzt wird es dort im Werkstattbereich. In dieser Einrichtung ist das gesamte Spektrum an psychischen Erkrankungen vertreten. Das Konzept wurde vor diesem Hintergrund erstellt. Die Gruppe »Achtsamkeit erleben« wurde mehrfach durchgeführt, die Erfahrungen wurden eingearbeitet und das Konzept entsprechend weiterentwickelt.

Ich halte den Einsatz in verschiedenen Einrichtungen der Sozialpsychiatrie für möglich: Wohngruppen, Tagesstätten, psychosoziale Hilfen, Selbsthilfegruppen, Peer-Arbeit usw. Aber auch den Einsatz in Kliniken kann ich mir gut vorstellen. Gerade dort werden vielfach Achtsamkeitsgruppen angeboten, die sich auf das Üben beschränken. Aber auch die strukturierte, niedrigschwellige und fundierte Erarbeitung der theoretischen Hintergründe des Achtsamkeitskonzeptes ist für eine nachhaltige Verankerung wichtig.

# Unterlagen für die Teilnehmenden

Die Unterlagen für die Teilnehmenden können über die Internetseite https://psychiatrie-verlag.de/product/achtsamkeit-erleben/ heruntergeladen und für Ihre Teilnehmenden ausgedruckt werden.

Das Passwort lautet »Achtsamkeit vermitteln«. Als Besitzer dieses Buches sind Sie zum Download berechtigt. Bitte geben Sie die Unterlagen nicht an andere Einrichtungen weiter. In dem Konzept steckt viel Arbeit und ich würde mich freuen, wenn diese Arbeit durch den Kauf einer Ausgabe dieses Buches honoriert wird.

Die Teilnehmenden sollten einen Ordner oder Hefter bekommen, in den sie die Unterlagen einheften können. Bestenfalls mit Trennblättern für die verschiedenen Arten von Unterlagen. Eine Vorlage für Trennblätter zum Ausdrucken finden Sie ebenfalls im Downloadbereich dieses Buches.

Die Teilnehmenden erhalten folgende Unterlagen:

- 39 Arbeitsblätter
- 10 Übungsanleitungen
- 10 Aufgabenblätter
- 10 Erinnerungskarten für die Aufgaben

# Arbeitsblätter

Alle Teilnehmenden der Gruppe »Achtsamkeit erleben« erhalten einen Satz Arbeitsblätter. Ob Sie als Kursleitung die Unterlagen zu Beginn komplett oder pro Einheit austeilen, ist von den Teilnehmenden abhängig. Am besten sammeln Sie hier eigene Erfahrungen. Ich teile die Arbeitsblätter zu Kursbeginn komplett aus und die übrigen Unterlagen in der jeweiligen Einheit.

Die Inhalte sind so aufgebaut, dass sie leicht lesbar sind. Orientiert habe ich mich bei der Erstellung an den Hinweisen der Publikation »Leichte Sprache – Ein Ratgeber« des Bundesministeriums für Arbeit und Soziales (Stand April 2014 [unveränderter Nachdruck 2019], Bestellnummer: A 752). Damit möchte ich erreichen, dass die Arbeitsblätter von möglichst vielen Menschen genutzt werden können. Insbesondere psychische Erkrankungen sind häufig mit Konzentrationsschwierigkeiten verbunden. Durch die »leichte Sprache« soll erreicht werden, dass die Informationen allgemeinverständlich sind und schnell erfasst werden können.